一分钟看懂体检报告

YIFENZHONG KANDONG TIJIAN BAOGAO

主　编：叶　芳

副主编：胡蓉华　崔　健　徐世莹

编　委：（以姓氏笔画为序）

叶　芳　李宁宁　陈安琪

胡蓉华　侯聪聪　徐世莹

崔　健

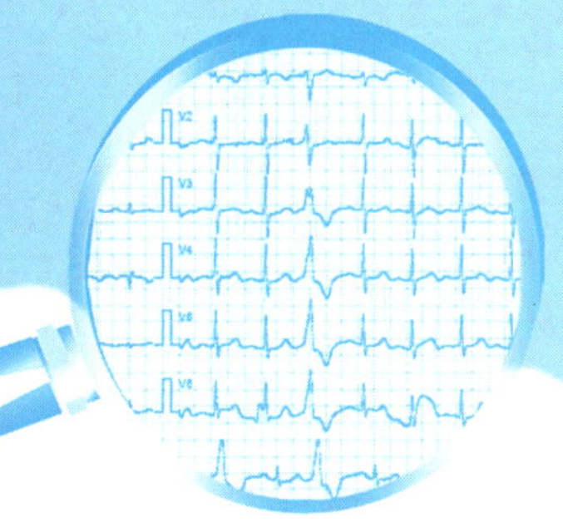

山西出版传媒集团

山西科学技术出版社

·太原·

图书在版编目（CIP）数据

一分钟看懂体检报告 / 叶芳主编. -- 太原 : 山西科学技术出版社，2025. 5.（2025.11重印）-- ISBN 978-7-5377-6463-6

Ⅰ. R194.3

中国国家版本馆CIP数据核字第20257CG271号

一分钟看懂体检报告

YIFENZHONGKANDONGTIJIANBAOGAO

出 版 人	阎文凯
主　　编	叶　芳
策 划 人	宋　伟
责任编辑	杨兴华
封面设计	吕雁军

出版发行	山西出版传媒集团·山西科学技术出版社 地址　太原市建设南路21号　邮编　030012
编辑部电话	0351-4922078
发行部电话	0351-4922121
印　　刷	山西新华印业有限公司

开　　本	787mm × 1092mm　1/16
印　　张	10
字　　数	139千字
版　　次	2025年5月　第1版
印　　次	2025年11月　太原第2次印刷
书　　号	ISBN 978-7-5377-6463-6
定　　价	36.00元

前言

随着我国逐渐步入老龄社会，百姓的关注重点逐渐从疾病的治疗转向疾病的预防。近年来，老百姓的观念也在发生变化，越来越重视自己的身体健康，因此越来越多的人将每年主动体检纳入常规安排，目的是尽早发现问题，尽早预防、治疗疾病。虽然不同体检中心 / 医院的体检套餐或项目不完全一致，但基础是基于基本检查需求制定，内容大同小异。当人们拿到体检报告，首先想了解的是：体检结果是否有异常？如何判断问题的严重程度？如何看待异常的结果？疾病是否可以控制？是否需要去医院专科就诊？

本书包括：身体一般指标、血液一般检查、生化检测、贫血系列、肿瘤标志物检测、自身抗体检测、传染病系列、甲状腺功能、影像学检查、常见异常化验单的解读。（需特别说明的是，化验单中的参考值根据仪器及质控有调整，正文部分的参考值依据临床指南及教科书内容，两者数值稍有差异，但并不冲突）

本书通常采用典型的化验单，运用通俗易懂的语言，为读者清晰呈现常见化验结果、正常参考值、临床意义及必要的健康指导，使读者更轻松理解化验单的内涵。这在一定程度上，既节省了读者的时间和精力，又节约了有限的医疗资源，切实为百姓排忧解难。

目录

第一节 身体一般检查

一、身高

身高是指从头顶点至地面的垂距。一般以“厘米”（cm）或“米”（m）作单位。身高是人体纵向部分的长度，源于人体的纵向生长，受遗传因素的影响较大。女孩比男孩身高发育略早，在 12 ~ 13 岁为快速增长时期，在 19 ~ 23 岁开始停止增长；而男孩身高发育略晚，在 15 ~ 16 岁为快速增长时期，在 20 ~ 25 岁停止增长。四肢长骨和脊椎骨均完成骨化后，身高停止增长。影响身高的因素很多，如遗传、营养、体育运动、环境、生活习惯、种族、内分泌、性成熟早晚（初潮年龄 18 岁者比 11 岁者平均高出 5cm）、远近亲婚配、医学进步等等。

二、血压

血压指血液在血管内流动时作用于单位面积血管壁的侧压力，检查所测量的一般是体循环的动脉血压，包括收缩压与舒张压。测量血压是临床体格检查的一个重要项目。

【参考值】

90 mmHg ≤收缩压＜ 140mmHg，60 mmHg ≤舒张压＜ 90mmHg。

【临床意义】

该指标的异常可由多种生理性或病理性因素导致。

根据高血压的诊断标准，在未使用降压药物的情况下，有 3 次诊室血压值均高于正常，即高压≥ 140mmHg 和（或）低压≥ 90mmHg，而且这 3 次血压测量时间不在同一天内，此时即可诊断为高血压。

【健康指导】

血压低于正常，见于腹泻、进食差等引起的血容量不足，或者一些严重疾病引起的休克状态，需要停用降压药物，并及时到医院就诊。

血压高于正常，需要监测 24 小时动态血压，并到医院明确有无高血压，排查继发性高血压，再决定是否开始降压治疗。

三、腹围

腹围是指通过脐水平腹部一周的围度，测量腹围一般是在排空尿液之后，如果是正常人，采用站立位测量脐水平一周的腹部围度。如果患者不能起床，也可以在患者平卧的时候测量脐水平一周的腹部围度。

【参考值】

男性＞ 90cm，女性＞ 85cm 就说明具有腹型肥胖。

【临床意义】

通过腹围可以了解是否有腹型肥胖。腹型肥胖者需要关注其他指标，比如血糖、血脂的水平，以及是否存在代谢综合征。另外，具有腹腔疾病，比如有腹水者也需要关注腹围的变化。

四、臀围

臀围是指臀部向后最突出部位的水平围长。测量时，两腿并拢直立，两臂自然下垂，将软尺水平放在前面的耻骨联合和背后臀大肌最凸处。

五、腰围

腰围是指经脐部中心的水平围长，或肋最低点与髂嵴上缘两水平线间中点线的围长，用软尺测量，在呼气之末、吸气未开始时测量。

【临床意义】

腰臀比可作为判断中心型肥胖的重要指标。正常成年男性腰臀比＜0.9，成年女性腰臀比＜0.85，超过此值则为中央型肥胖。

【健康指导】

中央型肥胖者应增加有氧运动，注意监测血脂及血糖情况，以及是否存在代谢综合征。

第二节　眼科检查

一、裂隙灯

裂隙灯检查是眼科较为常用的一种检查方式，主要使用裂隙灯活体显微镜进行检查。

【临床意义】

由于具有精确性的特点，所以裂隙灯对于眼科疾病的确诊具有很重要的意义。

二、眼底照相

眼底照相是借助眼底照相机，检查并记录眼底的组织结构状态的一种眼底检查方法，目前在临床上被广泛应用于以下项目：散瞳眼底照相、免散瞳眼底照相、广角 / 超广角免散瞳眼底照相。

【临床意义】

排查疾病：糖尿病性视网膜病变、老年性黄斑变性、视网膜色素变性、视盘水肿、视网膜脱落等。

三、眼压

眼压是指眼球内容物作用于眼球壁及内容物之间相互作用的压力。眼球内容物包括房水、玻璃体、晶状体，是光线进入眼睛内再到达视网膜成像的通路，它们均透明而又有一定的屈光指数，与前面的角膜一并构成眼睛的屈光系统。其中，直接影响眼压稳定性的是房水循环的动态平衡。

【参考值】

正常人的眼压值为 10～21mmHg，眼压日差＜ 5mmHg 为正常，日差＞ 8mmHg 考虑为病理性异常。

【临床意义】

眼压高通常与用眼过度、内分泌紊乱、季节更替、血压异常等因素有关，根据眼压高的不同程度，眼压高的症状和危害也会存在一定的差异：若是轻度的眼压高，通常可能伴有视力模糊、眼部与鼻根部酸胀等症状，使角膜及眼部组织发生水肿；但如果是持续且较为严重的眼压高，则有可能会出现视野变窄、恶心、呕吐等症状。而长时间或剧烈的眼压高，很可能会导致眼睛的视盘出血、光感消失，并出现瞳孔散大、视神经萎缩等后果，严重者甚至可能造成失明。

【健康指导】

对于眼压高的患者，建议前往医院进行眼压、眼底视盘形态的检测，必要时可在医生指导下选择适宜的降眼压药物进行治疗。

四、视力

视力指人眼视网膜分辨两点间最小距离的能力，眼能够识别远方物体或目标的能力称为远视力，而能够识别近处细小对象或目标的能力称为近视力。临床常用远视力检查法和近视力检查法。

【参考值】

一般成人视力大于等于 1.0 说明视力正常；而儿童则以 3～5 岁时视力大于 0.5，到 6 岁以上大于 0.7 为正常值；老人的视力大于等于 0.5 则认为视力尚可。

【临床意义】

近视力检查能了解眼的调节能力，与远视力检查配合可初步诊断是否有屈光不正（包括散光、近视、远视）、白内障、眼底病变等可能影响视力的疾病。

【健康指导】

建议每年进行视力检查，平时注意用眼卫生，劳逸结合。

五、色觉

色觉是视觉功能的一个基本而重要的组成部分，是人类视网膜锥细胞的特殊感觉功能。正常人视觉器官能辨识紫、蓝、青、绿、黄、橙、红 7 色。

【临床意义】

色觉检查主要是用于诊断一些眼部疾病，如色盲、色弱、白内障、视神经萎缩等。

【健康指导】

建议每年进行色觉检查，一旦发现异常请及时就医。

（徐世莹）

第三节 血常规检查

血液一般检查是对血液成分的一些基础指标进行数字值测定、形态学描述的实验室检查，主要包括血液常规检测（红细胞计数、血红蛋白测定、白细胞计数及分类、血小板计数）、有形成分形态学观察、网织红细胞计数、红细胞沉降率测定等。因此也把血常规检查称为全血细胞计数（CBC）。

一、红细胞的检测和血红蛋白的测定

【定义】

单位体积每升（L）全血中红细胞数量和其主要内容物血红蛋白的变化可反映机体生成红细胞的能力并协助诊断与红细胞有关的疾病。

【参考值】

成年男性：红细胞数 4.0 ~ 5.5（$\times 10^{12}$/L），血红蛋白 120 ~ 160（g/L）。

成年女性：红细胞数 3.5 ~ 5.0（$\times 10^{12}$/L），血红蛋白 110 ~ 150（g/L）。

【临床意义】

（一）红细胞及血红蛋白增多

红细胞及血红蛋白增多是指单位容积血液中红细胞数及血红蛋白量高于参考值高限。可分为相对性增多和绝对性增多两类：

1. 相对性增多：是因血浆容量减少，使红细胞容量相对增加。

见于：严重呕吐、腹泻、大量出汗、大面积烧伤、慢性肾上腺皮质功能减退、尿崩症、甲状腺功能亢进危象、糖尿病酮症酸中毒。

2. 绝对性增多：临床上称为红细胞增多症，按发病原因可分为继发性和原发性两类，后者称为真性红细胞增多症，是血液肿瘤的一种。

（1）继发性红细胞增多症：为血中红细胞生成素增多所致。

1）红细胞生成素代偿性增多：生理性红细胞生成素代偿性增多见于胎儿及新生儿、高原地区居民。病理性增多见于严重的慢性心、肺部疾病如阻塞性肺气肿、肺源性心脏病、发绀型先天性心脏病，以及携氧能力低的异常血红蛋白病等。

2）红细胞生成素非代偿性增多：与某些肿瘤或肾脏疾病有关，如肾癌、肝细胞癌、卵巢癌、肾胚胎瘤、肾上腺皮质腺瘤、子宫肌瘤及肾盂积水、多囊肾等。

（2）真性红细胞增多症：是一种以红细胞数量增多为主的骨髓增殖性肿瘤（MPN），可高达（7～10）$\times 10^{12}$/L，血红蛋白浓度达（180～240）g/L，白细胞和血小板也有不同程度增多，全身总血容量也增加。

（二）红细胞及血红蛋白减少

1. 生理性减少：婴幼儿及15岁以下的儿童、部分老年人、妊娠中晚期均可有红细胞数及血红蛋白减少。

2. 病理性减少：见于各种贫血。

贫血的表现：头痛、头晕、乏力、耳鸣、萎靡、失眠、多梦、耳鸣、眼花、记忆力减退、注意力不集中、皮肤苍白干燥无光泽、脱发、心悸、胸憋、气紧、呼吸加快、纳差、腹胀、恶心、呕吐等。因此很多贫血患者的首诊科室不一定是血液科，相当一部分患者的首诊科室是神经内科、心内科、肾内科、消化科等。

根据贫血产生的病因和发病机制不同，可将贫血分为：红细胞生成减少、红细胞破坏增多、红细胞丢失过多。

贫血根据严重程度分为：轻度、中度、重度、极重度。

根据贫血的发病机制和病因分类：

①红细胞生成减少：造血干/祖细胞异常所致的贫血，造血调节异常所致的贫血，造血原料不足或利用障碍所致的贫血（缺铁性贫血和巨幼细胞性贫血）。②红细胞破坏过多：溶血性贫血。③失血性贫血。

二、白细胞的检测

（一）白细胞计数

【参考值】

（4～10）×10^9/L。

【临床意义】

白细胞总数高于参考值高限（10×10^9/L）称白细胞增多，低于参考值低限（4×10^9/L）称白细胞减少。白细胞总数的增多或减少主要受中性粒细胞数量的影响。外周血涂片，经 Wright-Giemsa 染色后观察其形态，形态上白细胞可分为下列 5 种类型：中性粒细胞、淋巴细胞、单核细胞、嗜酸性粒细胞、嗜碱性粒细胞。

（二）白细胞的分类计数

1. 中性粒细胞（NE）

【参考值】

中性粒细胞（N）：杆状核（st）0%～5%，绝对值 $0.04 \sim 0.5 \times 10^9/L$；分叶核（sg）50%～70%，绝对值 $2 \sim 7 \times 10^9/L$。

嗜酸性粒细胞（E）：0.5%～5%，绝对值 $0.05 \sim 0.5 \times 10^9/L$。

嗜碱性粒细胞（B）：0%～1%，绝对值 $0 \sim 0.1 \times 10^9/L$。

淋巴细胞（L）：20%～40%，绝对值 $0.8 \sim 4 \times 10^9/L$。

单核细胞（M）：3%～8%，绝对值 $0.12 \sim 0.8 \times 10^9/L$。

【临床意义】

（1）中性粒细胞增多

1）生理性增多

下午较早晨高，妊娠后期及分娩时、剧烈运动或劳动后、饱餐或淋浴后、高温或严寒等均可使中性粒细胞暂时性升高。

2）病理性增多

①急性感染：特别是化脓性球菌（如金黄色葡萄球菌、溶血性链球菌、肺炎链球菌等）感染为最常见的原因。在某些极重度感染时，白细胞总数不但不高，反而会减低。

②严重的组织损伤及大量血细胞破坏：严重外伤、较大手术后、大面积烧伤、急性心肌梗死及严重的血管内溶血后 12～36 小时，白细胞总数及中性粒细胞可增多。

③急性大出血：在急性大出血后 1～2 小时内，白细胞数及中性粒细胞会明显增多，特别是内出血时，白细胞可高达 $20 \times 10^9/L$。

④急性中毒：代谢紊乱所致的代谢性中毒，如糖尿病酮症酸中毒、尿毒症和妊娠中毒症；急性化学物中毒，如急性铅、汞中毒及安眠药中毒等；生物毒素如昆虫毒、蛇毒、毒草中毒等白细胞及中性粒细胞均可增多。

⑤白血病、骨髓增殖性肿瘤及一些恶性实体瘤：急性白血病、慢性髓系白血病、真性红细胞增多症、原发性血小板增多症、骨髓纤维化、各类恶性肿瘤（消化道恶性肿瘤如肝癌、胃癌等）。

（2）中性粒细胞减少

白细胞总数低于 $4.0 \times 10^9/L$，称白细胞减少。当中性粒细胞绝对值低于 $1.5 \times 10^9/L$ 时称为粒细胞减少症，低于 $0.5 \times 10^9/L$ 时称为粒细胞缺乏症。

引起中性粒细胞减少的原因：

1）感染：特别是革兰阴性杆菌感染，如伤寒、副伤寒；病毒感染性疾病，如流感、病毒性肝炎、水痘、风疹、巨细胞病毒感染；原虫感染，如疟疾、黑热病。

2）血液系统疾病：再生障碍性贫血、噬血细胞综合征、部分巨幼细胞贫血、严重缺铁性贫血、阵发性睡眠性血红蛋白尿症、骨髓转移癌等。

3）物理、化学因素损伤：X 线、γ 射线、放射性核素等物理因素，化学物质如苯、铅、汞等，以及化学药物如氯霉素、磺胺类药、抗肿瘤药、抗糖尿病及抗甲状腺药物等。

4）单核－巨噬细胞系统功能亢进：各种原因脾脏肿大及功能亢进，如门静脉性肝硬化、部分淋巴瘤、噬血细胞综合征、Gaucher 病、Niemann-Pick 病。

5）自身免疫性疾病：如系统性红斑狼疮等。

2. 嗜酸性粒细胞（E）

【参考值】

0.5%～5%，绝对值（0.05～0.5）$\times 10^9$/L。

【临床意义】

（1）嗜酸性粒细胞增多

1）过敏性疾病：支气管哮喘、药物过敏、荨麻疹、食物过敏、血管神经性水肿、血清病等。

2）寄生虫病：血吸虫病、蛔虫病、钩虫病等。

3）皮肤病：如湿疹、剥脱性皮炎、天疱疮、银屑病等。

4）血液病：如慢性髓系白血病、慢性嗜酸性粒细胞白血病－非特指型、高嗜酸性粒细胞综合征、嗜酸性粒细胞肉芽肿等。

5）恶性肿瘤：某些上皮系肿瘤如肺癌、部分淋巴瘤、多发性骨髓瘤等。

6）某些传染病：猩红热。

7）其他：风湿性疾病、脑腺垂体功能减低症、肾上腺皮质功能减退症、过敏性间质性肾炎等。

（2）嗜酸性粒细胞减少

伤寒、副伤寒初期，大手术烧伤等应激状态，或长期应用肾上腺皮质激素后，其临床意义不大。

3. 嗜碱性粒细胞

【参考值】

0%～1%，绝对值（0～0.1）$\times 10^9$/L。

【临床意义】

（1）嗜碱性粒细胞增多

1）过敏性疾病：过敏性结肠炎、药物、食物、吸入物超敏反应、红斑及类风湿关节炎等。

2）血液病：慢性髓系白血病、嗜碱性粒细胞白血病、骨髓纤维化等。

3）恶性肿瘤：特别是转移癌时嗜碱性粒细胞增多。

4）其他：糖尿病、传染病（如水痘、流感、天花、结核）等。

（2）嗜碱性粒细胞减少：无临床意义。

4. 淋巴细胞：

【参考值】

20%～40%，绝对值（0.8～4）×10^9/L。

【临床意义】

（1）淋巴细胞增多

1）感染性疾病：主要为病毒感染，如麻疹、风疹、水痘、流行性腮腺炎、传染性单核细胞增多症、传染性淋巴细胞增多症、病毒性肝炎、流行性出血热，以及柯萨奇病毒、腺病毒、巨细胞病毒等感染，也可见于百日咳杆菌、结核分枝杆菌、布鲁菌、梅毒螺旋体、弓形体等的感染。

2）成熟淋巴细胞肿瘤：成熟淋巴细胞的白血病和部分淋巴瘤。

3）急性传染病的恢复期。

4）移植排斥反应：见于移植物抗宿主反应（GVHR）或移植物抗宿主病（GVHD）。

5）淋巴细胞比值相对增高的疾病：再生障碍性贫血、粒细胞减少症和粒细胞缺乏症。

（2）淋巴细胞减少：主要见于应用肾上腺皮质激素、烷化剂、抗淋巴细胞球蛋白等的治疗、放射线损伤、T 淋巴细胞免疫缺陷病、丙种球蛋白缺乏症（B 淋巴细胞免疫缺陷）等。

（3）反应性淋巴细胞：增多可见于①感染性疾病。病毒性疾病尤其是 EB 病毒感染引起的传染性单核细胞增多症、流行性出血热、某些细菌性感染、螺旋体病、立克次体病或原虫感染（如疟疾）等疾病。②药物过敏。③输血、血液透析或体外循环术后，可能与巨细胞病毒感染有关。④其他疾病如免疫性疾病、粒细胞缺乏症、放射治疗等。

5. 单核细胞

【参考值】

3%～8%，绝对值（0.12～0.8）×10^9/L。

【临床意义】

（1）单核细胞增多

1）某些感染：如感染性心内膜炎、疟疾、黑热病、急性感染的恢复期、活动性肺结核等。

2）某些血液病：如单核细胞白血病、粒细胞缺乏症恢复期、骨髓增生异常综合征、慢性粒单细胞白血病等。

（2）单核细胞减少：无临床意义。

三、网织红细胞的检测

网织红细胞是晚幼红细胞脱核后的红细胞阶段。

（一）网织红细胞测定

【参考值】

0.005～0.015（0.5%～1.5%），绝对值（24～84）×10^9/L。

【临床意义】

1. 网织红细胞增多：见于溶血性贫血、急性失血、缺铁性贫血、巨幼细胞贫血及某些贫血病人治疗后，如补充铁或维生素 B_{12} 及叶酸后。

2. 网织红细胞减少：见于再生障碍性贫血、纯红细胞再生障碍性贫血等。

（二）网织红细胞生成指数

【参考值】

2。

【临床意义】

网织红细胞生成指数＞3提示为溶血性贫血或急性失血性贫血，＜2则提示为骨髓增生低下或红细胞系成熟障碍所致的贫血。

四、血小板检测

（一）血小板计数（PLT）

【原理】

血小板计数（PLT）是单位容积（L）外周血液中血小板的数量。

【参考值】

（100～300）$\times 10^9$/L。

【临床意义】

1. 血小板减少：血小板数低于100$\times 10^9$/L为血小板减少。可见于①血小板的生成障碍：见于再生障碍性贫血、放射性损伤、急性白血病、巨幼细胞贫血、骨髓纤维化晚期等。②血小板破坏或消耗增多：见于免疫性血小板减少症（ITP）、系统性红斑狼疮（SLE）、淋巴瘤、上呼吸道感染、风疹、新生儿血小板减少症、输血后血小板减少症、弥散性血管内凝血（DIC）、血栓性血小板减少性紫癜（TTP）、先天性血小板减少症。③血小板分布异常：如脾肿大（肝硬化、Banti综合征）、血液被稀释（输入大量库存血或大量血浆）等。

2. 血小板增多：血小板数超过400$\times 10^9$/L为血小板增多。

（1）原发性增多：见于骨髓增殖性肿瘤，如真性红细胞增多症、原发性血小板增多症、原发性骨髓纤维化早期及慢性髓系白血病等。

（2）反应性增多：见于急性感染、急性溶血、某些癌症患者。

（二）血小板平均容积和血小板分布宽度测定

【参考值】

血小板平均容积为 7～11fl，血小板分布宽度为 15%～17%。

【临床意义】

1. 血小板平均容积（MPV）

（1）增高见于：①血小板破坏增加而骨髓代偿功能良好者。②造血功能抑制解除后，MPV 增加是造血功能恢复的首先征兆。

（2）减低见于：①骨髓造血功能不良，血小板生成减少。②有半数白血病患者 MPV 减低。③ MPV 随血小板数下降而持续下降，是骨髓造血功能衰竭的指征之一。

2. 血小板分布宽度（PDW）

PDW 减低：表明血小板的均一性高。

PDW 增高：表明血小板大小悬殊，见于急性髓系白血病、巨幼细胞贫血、慢性髓系白血病、脾切除、巨大血小板综合征、血栓性疾病等。

五、红细胞沉降率

红细胞沉降率，即血沉（ESR），是指红细胞在一定条件下的下降速度。

【参考范围】

男性 0～10mm/h，女性 0～20mm/h。

【临床意义】

（一）血沉增快

1. 血沉生理性增快见于：> 60 岁老年人，妇女月经期间。

2. 血沉病理性增快见于

（1）感染性疾病：细菌性感染如肺炎、胃肠炎，血中急性反应期物质（α2 巨球蛋白、C- 反应蛋白、α1 抗胰蛋白酶、纤维蛋白原等）迅速增多；炎症发生后 2 ~ 3 天可见血沉增快；风湿热、结核病等。

（2）恶性肿瘤。

（3）组织损伤或坏死时，如心肌梗死、脑梗死、手术创伤等；较大组织损伤或手术创伤，或脏器梗死后造成的组织坏死均可引起血沉加快。

（4）自身免疫性疾病：如干燥综合征、系统性红斑狼疮、类风湿性关节炎等疾病活动期血沉升高。

（5）各种原因导致血浆球蛋白相对或绝对增高：慢性肾炎、肝硬化、多发性骨髓瘤、巨球蛋白血症、淋巴瘤、系统性红斑狼疮（SLE）、亚急性感染性心内膜炎、黑热病等。

（6）各种慢性刺激。

（7）其他：部分贫血患者、动脉粥样硬化、糖尿病、肾病综合征、黏液水肿等患者血沉也会增快。

（二）血沉减慢

临床意义小。

（叶芳）

第四节 凝血检测

 一、活化的部分凝血活酶时间（APTT）测定

【原理】

它是内源凝血系统较为灵敏和最为常用的筛选试验。

【参考值】

测定值与正常对照值比较，延长超过 10 秒以上为异常。

【临床意义】

1.APTT 延长：见于因子 XII、XI、IX、VII、X、V、II、PK（激肽释放酶原）、HMWK（高分子量激肽原）和纤维蛋白原缺乏，尤其用于 FVII、IX、XI 缺乏及它们的抗凝物质增多；APTT 是监测普通肝素和诊断狼疮抗凝物质的常用试验。

2.APTT 缩短：见于血栓性疾病和血栓前状态，但灵敏度和特异性差。

二、凝血时间（CT）

【原理】

本试验可以反映内源凝血系统的凝血过程。

【参考值】

试管法 4 ~ 12 分钟，硅管法 15 ~ 32 分钟，塑料管法 10 ~ 19 分钟。

【临床意义】

1.CT 延长：见于①因子 VII、IX、XI 明显减少，即依次分别为血友

病 A、B 和因子 XI 缺乏症。②凝血酶原、因子 V、X 等重度减少，如严重的肝损伤等。③纤维蛋白原严重减少，如纤维蛋白（原）减少症、DIC 等。④应用肝素、口服抗凝药时。⑤纤溶亢进使纤维蛋白原降解增加时。⑥循环抗凝物质增加，如肝素和类肝素物质增多等。⑦ DIC，尤其在失代偿期或显性 DIC 时 CT 延长。

2.CT 缩短：见于高凝状态，但敏感度差。

三、血浆凝血酶原时间（PT）测定

【原理】

血浆凝血酶原时间测定是外源凝血系统较为灵敏和最为常用的筛选试验。

【参考值】

1. 测定值超过正常对照值 3 秒以上为异常。

2. 凝血酶原时间比值（PTR）：参考值（1.0 ± 0.05）（0.82 ~ 1.15）秒。

3. 国际标准化比值（INR）= PTRS，其参考值依国际灵敏度指数（ISI）不同而异。ISI 越小，组织凝血活酶的灵敏度越高。PT 检测时必须使用标有 ISI 值的组织凝血活酶试剂。

【临床意义】

1.PT 延长：见于先天性凝血因子 I（纤维蛋白原）、II（凝血酶原）、V、VII、X 缺乏；获得性凝血因子缺乏，如严重肝病、维生素 K 缺乏、纤溶亢进、DIC、使用抗凝药物等。

2.PT 缩短：如 DIC 早期、心肌梗死、脑栓塞、深静脉血栓形成（DVT）、多发性骨髓瘤等。

3.PTR 及 INR：是监测口服抗凝剂的首选指标，WHO 推荐用 INR，国人的 INR 以 2.0 ~ 2.5 为宜，一般不要 > 3.0。

四、血浆D-二聚体测定

【参考值】

ELISA 法：0 ~ 0.256mg/L。

【临床意义】

1. 正常可排除深静脉血栓（DVT）和肺血栓栓塞（PE）。

2. 增高：见于 DIC、恶性肿瘤、急性早幼粒细胞白血病、肺血栓栓塞、深静脉血栓形成等。

五、血浆纤维蛋白（原）降解产物（FDPs）测定

【参考值】

< 5mg/L。

【临床意义】

FDPs 阳性或增高：见于原发性纤溶和继发性纤溶，后者如 DIC、恶性肿瘤、急性早幼粒细胞白血病、肺栓塞、深静脉血栓形成、肾脏疾病、肝脏疾病、器官移植术后的排异反应、溶栓治疗等。

六、血浆纤维蛋白原

【参考值】

WHO 推荐用 Clauss 法（凝血酶比浊法）：2 ~ 4g/L。

【临床意义】

1. 增高：见于糖尿病、急性心肌梗死、风湿病、急性肾小球肾炎、肾病综合征、大面积灼伤、多发性骨髓瘤、休克、大手术后、妊娠高血压综合征、急性感染、恶性肿瘤等，以及血栓前状态、部分老年人等。

2. 减低：见于 DIC 、原发性纤溶症、重症肝炎和肝硬化和低（无）纤维蛋白原血症。

（叶芳）

第五节 肝功能检测

一、丙氨酸氨基转移酶（ALT）与天门冬氨酸氨基转移酶（AST）

ALT 主要存在于肝细胞内，其次是骨骼肌、肾脏、心肌等组织中。AST 主要分布在心肌，其次在肝脏、骨骼肌和肾脏组织中。

【参考值】

ALT 5 ~ 40U/L，AST 8 ~ 40U/L。

【临床意义】

1. 急性病毒性肝炎。

2. 慢性病毒性肝炎。

3. 酒精性肝病、药物性肝炎、脂肪肝、肝癌等非病毒性肝病。

4. 肝硬化。

5. 肝内、外胆汁淤积。

6. 急性心肌梗死后 AST 可增高。

7. 其他疾病：如骨骼肌疾病（皮肌炎、进行性肌萎缩）、肺梗死、肾梗死、胰梗死、休克及传染性单核细胞增多症。

二、谷草/谷丙转氨酶（AST/ALT）

【参考值】

谷草转氯酶正常值为 0~40 U/L、谷丙转氯酶正常值为 9~50 U/L。临床上对于急性病毒性肝炎、慢性病毒性肝炎、酒精性肝病、肝癌、肝硬化等疾病的诊断有重要的意义。

三、总蛋白、白蛋白和球蛋白

总蛋白是白蛋白和球蛋白的总和。白蛋白（又称清蛋白，A）是正常人体血清中的主要蛋白质组分，在维持血液胶体渗透压、体内代谢物质转运及营养等方面起着重要作用。总蛋白含量减去白蛋白含量，即为球蛋白（G）含量。球蛋白（G）是多种蛋白质的混合物，其中包括含量较多的免疫球蛋白和补体、多种糖蛋白、金属结合蛋白、多种脂蛋白及酶类。球蛋白与机体免疫功能、血浆黏度密切相关。

【参考值】

正常成人血清总蛋白 60 ~ 80g/L，白蛋白 40 ~ 55g/L，球蛋白 20 ~ 30g/L，A/G（1.5 ~ 2.5）：1。

【临床意义】

1. 血清总蛋白及白蛋白增高

主要由于血清水分减少，使单位容积总蛋白浓度增加，而全身总蛋白量并未增加，如各种原因导致的血液浓缩（严重脱水、休克、饮水量不足）、肾上腺皮质功能减退等。

2. 血清总蛋白及白蛋白减低

（1）肝细胞损害影响总蛋白与白蛋白合成。

（2）营养不良：如蛋白质摄入不足或消化吸收不良。

（3）蛋白丢失过多：如肾病综合征（大量肾小球性蛋白尿）、蛋白丢失性肠病、严重烧伤、急性大失血等。

（4）消耗增加：见于慢性消耗性疾病，如重症结核、甲状腺功能亢进及恶性肿瘤等。

（5）血清水分增加：如水钠潴留或静脉补充过多的晶体溶液。先天性低白蛋白血症较为少见。

3. 血清总蛋白及球蛋白增高

血清总蛋白＞80g/L 或球蛋白＞35g/L 分别称为高蛋白血症或高球蛋白血症。总蛋白增高主要是因为球蛋白增高，其中又以 γ 球蛋白增高为主。

（1）慢性肝脏疾病：包括自身免疫性慢性肝炎、慢性活动性肝炎、肝硬化、慢性酒精性肝病、原发性胆汁性肝硬化等；球蛋白增高程度与肝脏病严重程度相关。

（2）M 球蛋白血症：如多发性骨髓瘤、淋巴瘤、原发性巨球蛋白血症等。

（3）自身免疫性疾病：如系统性红斑狼疮、风湿热、类风湿关节炎等。

（4）慢性炎症与慢性感染：如结核病、疟疾、麻风病及慢性血吸虫病等。

4. 血清球蛋白减低

（1）生理性减少：小于 3 岁的婴幼儿。

（2）免疫功能抑制：如长期应用肾上腺皮质激素或免疫抑制剂。

（3）先天性低 γ 球蛋白血症。

5. 白蛋白 / 球蛋白（A / G）倒置

白蛋白降低和 / 或球蛋白增高均可引起 A / G 倒置，见于严重肝功能损伤及 M 蛋白血症，如慢性中度以上持续性肝炎、肝硬化、原发性肝癌、多发性骨髓瘤、原发性巨球蛋白血症等。

四、血清前白蛋白测定

血清前白蛋白由肝细胞合成，是一种载体蛋白，能与甲状腺素结合，并能运输维生素 A。

血清前白蛋白半衰期较其他血浆蛋白短（约 2 天），因此它比白蛋白更能早期反映肝细胞损害。它的血清浓度明显受营养状况及肝功能改变的影响。

【参考值】

280 ~ 360mg/L。

【临床意义】

1. 减低

（1）营养不良、慢性感染、晚期恶性肿瘤。

（2）肝胆系统疾病：肝炎、肝硬化、肝癌及梗阻性黄疸。对早期肝炎、急性重症肝炎有特殊诊断价值。

2. 增高：见于霍奇金淋巴瘤。

五、总胆红素（STB）

【参考值】

3.4 ~ 17.1 μ mol/L。

【临床意义】

1. 判断有无黄疸、黄疸程度及其演变过程。

2. 根据黄疸程度推断黄疸病因。

3. 根据总胆红素、结合及非结合胆红素升高程度判断黄疸类型。

六、谷氨酸转肽酶（GGT）

【参考值】

男性 11 ~ 50U/L，女性 7 ~ 32U/L。

【临床意义】

1. 胆道阻塞性疾病。

2. 急性和慢性病毒性肝炎、肝硬化。

3. 急性和慢性酒精性肝炎、药物性肝炎。

4. 其他：脂肪肝、胰腺炎、胰腺肿瘤、前列腺肿瘤等 GGT 亦可轻度增高。

（侯聪聪）

第六节 心肌酶检测

一、肌钙蛋白I（cTnI）

【参考值】

0 ~ 0.4ng/mL。

【临床意义】

cTnI 升高多见于：

1. 心肌缺血性心肌损伤：冠状动脉斑块破裂、冠状动脉内血栓形成。

2. 心肌缺血（氧供失衡型）：快速性或缓慢性心律失常。

3. 心肌损伤：肥厚性心肌病、心源性或低血容量性或感染性休克、严重的呼吸衰竭、严重贫血、高血压、冠脉痉挛等。

4. 非心肌缺血性心肌损伤：心脏挫伤、外科手术、消融、除颤、心肌炎、心肌毒性药物等。

二、肌酸激酶（CK）和肌酸激酶同工酶（CK-MB）

【参考值】

CK 40 ~ 200U/L，CK–MB 0 ~ 4.3ng/mL。

【临床意义】

CK–MB 升高一般见于：

1. 心肌损伤：常见于急性心肌梗死、心肌炎、心衰及各种心肌病等，一般情况下，CK–MB 在心肌损伤 4 ~ 6 小时即可出现升高，24 小时达峰，48 ~ 72 小时恢复正常，若未恢复，表明心肌损伤持续发展。

2. 药物原因：他汀是最常见的可引起 CK–MB 增高的药物，主要与他汀肌溶解有关，故 CK 升高水平更明显。某些麻醉药、镇静催眠类药物、乙醇、秋水仙碱等药物均可引起 CK 和 CK–MB 升高。

3. 运动影响：剧烈运动和锻炼。

4. 发热。

5. 手术或挤压创伤。

6. 其他系统疾病：肿瘤、脑部疾病、甲状腺功能减退、多发性肌炎、横纹肌溶解症、低钾血症等。

7. 年龄因素：14 岁以下儿童的 CK–MB 无论是绝对活性还是相对活性一般都要比成人高出 2 ~ 3 倍，由于不同年龄 CK–MB 正常值范围不同，建议怀疑有心肌炎的儿童以肌钙蛋白作为主要血清学参考指标。另外，妊娠 3 个月左右 CK 和 CK–MB 水平也会升高。

三、B型利钠肽（BNP）及N末端B型利钠肽前体（NT-proBNP）

【参考值】

1.BNP ＜ 35 ng/L 或 NT-proBNP ＜ 125 ng/L，可排除慢性心衰。

2.BNP ＜ 100 ng/L 或 NT-proBNP ＜ 300 ng/L，可排除急性心衰；BNP ＞ 400 ng/L，可诊断急性心衰 。

3.NT-proBNP 水平应根据年龄进行分层：＜ 50 岁患者，NT-proBNP ＞ 450 ng/L；50—75 岁患者，NT-proBNP ＞ 900 ng/L；＞ 75 岁患者，NT-proBNP ＞ 1800 ng/L。

4. 肥胖患者（BMI ≥ 30 kg/m^2）BNP 排除心衰的界值应＜ 50ng/L，BNP/NT-proBNP 诊断界值应降低 50%。

5. 房颤患者 BNP/NT-proBNP 诊断界值应提高 20% ~ 30%；肾功能不全［eGFR ＜ 60 mL（min · 1.73m^2）］患者，NT-proBNP 诊断心衰界值应＞ 1200 ng/L，而 BNP 排除心衰界值应＜ 200 ng/L。

【临床意义】

（一）BNP/NT-proBNP 水平升高

1. 生理性因素：年龄、性别。

2. 病理性因素：肾功能不全、房性心律失常、炎症、甲状腺功能亢进、心力衰竭、肺动脉高压、肺栓塞、右心室功能不全、急性冠脉综合征、瓣膜性疾病、容量不足或利尿过度、贫血或高输出状态、脓毒症和巨 proBNP 血症等。

3. 外源性因素：药物（沙库巴曲缬沙坦、奈西立肽等）。

（二）BNP/NT-proBNP 水平降低

1. 生理性因素：肥胖。

2. 病理性因素：一过性肺水肿、心包积液、缩窄性心包炎。

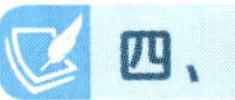

四、乳酸脱氢酶（LD）

【参考值】

120 ~ 250U/L 。

【临床意义】

1. 急性心肌梗死时 LD 活性增高较 CK、CK–MB 增高晚（8 ~ 18 小时开始增高），24 ~ 72 小时达到峰值，持续 6 ~ 10 天。病程中 LD 持续增高或再次增高，提示梗死面积扩大或再次出现梗死。

2. 肝脏疾病：急性病毒性肝炎、肝硬化、阻塞性黄疸，以及心力衰竭和心包炎时的肝淤血、慢性活动性肝炎等 LD 显著增高。

3. 恶性淋巴瘤、肺癌、结肠癌、乳腺癌、胃癌、宫颈癌等 LD 均明显增高，贫血、肺梗死、骨骼肌损伤、进行性肌营养不良、休克、肾脏病等 LD 均明显增高。

五、天门冬氨酸氨基转移酶（AST）

【参考值】

15 ~ 35U/L。

【临床意义】

AST 增高见于：

1. 心肌疾病：包括心肌炎、心肌梗死等。

2. 肝胆疾病：比如酒精性肝病、药物性肝病、自身免疫性肝病、病毒性肝炎、肝硬化，或者胆道感染、胆道结石、肝内结石、胆道肿瘤等相关的因素。

3. 其他：包括肾脏肾炎，以及骨骼肌的异常损伤、感染等因素。

六、α-羟丁酸脱氢酶（α-HBDH）

【参考值】

80 ~ 220 U/L。

【临床意义】

其增高多见于肝病、心脏病、营养不良、叶酸和维生素 B_{12} 缺乏时，α-HBDH 活性亦可升高。

（陈安琪）

第七节 肾功能检测

一、尿酸（UA）

【参考值】

178 ~ 416 μmol/L。

【临床意义】

1. 血尿酸浓度增高

（1）肾小球滤过功能损伤。

（2）体内尿酸生成异常增多：常见于原发性痛风，以及多种血液病、恶性肿瘤等因细胞大量破坏所致的继发性痛风。此外亦见于长期使用利尿剂和抗结核药吡嗪酰胺、慢性铅中毒和长期禁食者。

2. 血尿酸浓度减低

各种原因致肾小管重吸收尿酸功能损害，如范可尼综合征、急性肝坏死、肝豆状核变性等。此外，慢性镉中毒、使用磺胺类药物及大剂量糖皮质激素，以及参与尿酸生成的黄嘌呤氧化酶、嘌呤核苷酸化酶先天性缺陷等，亦可致血尿酸降低。

二、血尿素氮（BUN）

【参考值】

3.2 ~ 7.1mmol/L。

【临床意义】

血中尿素氮增高见于：

1. 器质性肾功能损害：各种原发性肾小球肾炎、肾盂肾炎、间质性肾炎、肾肿瘤、多囊肾等所致的急慢性肾衰竭。

2. 肾前性少尿：如严重脱水、大量腹水、心脏循环功能衰竭、肝肾综合征等。

3. 蛋白质分解或摄入过多：如急性传染病、高热、上消化道大出血、大面积烧伤、严重创伤、大手术后和甲状腺功能亢进、高蛋白饮食等。

三、血肌酐（Cr）

【参考值】

全血 Cr 为 88.4 ~ 176.8 μ mol/L。

血清或血浆 Cr，男性 53 ~ 106 μ mol/L，女性 44 ~ 97 μ mol/L。

【临床意义】

1. 血 Cr 增高见于各种原因引起的肾小球滤过功能减退，如急性或慢性肾衰竭。

2. 血 Cr 减低见于老年人、肌肉消瘦者等。

四、肾小球滤过率（eGFR）

【参考值】

总 eGFR 正常值为 100 ± 10mL/（min·1.73m^2），女性较男性略低。

【临床意义】

1.eGFR 降低常见于：急慢性肾衰竭、肾小球功能不全、肾动脉硬化、肾盂肾炎（晚期）、糖尿病（晚期）和高血压（晚期）、甲状腺功能减退、肾上腺皮质功能不全、糖皮质激素缺乏。

2.eGFR 升高常见于：肢端肥大症和巨人症、糖尿病肾病早期。

五、葡萄糖（GLU）

空腹血糖（FBG）是诊断糖代谢紊乱的最常用和最重要的指标。

【参考值】

1. 葡萄糖氧化酶法：3.9 ~ 6.1mmol/L。

2. 邻甲苯胺法：3.9 ~ 6.4mmol/L。

【临床意义】

1. 血糖增高：FBG 增高而又未达到诊断糖尿病标准时，称为空腹血糖过高（IFG）；FBG 增高超过 7.0mmol/L 时称为高糖血症。

（1）生理性增高：餐后 1 ~ 2 小时、高糖饮食、剧烈运动、情绪激动、胃倾倒综合征等。

（2）病理性增高：①各型糖尿病。②内分泌疾病。如甲状腺功能亢进症、巨人症、肢端肥大症、皮质醇增多症、嗜铬细胞瘤和胰高血糖素瘤等。③应激性因素。如颅内压增高、颅脑损伤、中枢神经系统感染、心肌梗死、大面积烧伤、急性脑血管病等。④药物影响。如噻嗪类利尿剂、口服避孕药、泼尼松等。⑤肝脏和胰腺疾病。如严重的肝病、坏死性胰腺炎、胰腺癌等。⑥其他。如高热、呕吐、腹泻、脱水、麻醉和缺氧等。

2. 血糖减低：FBG 低于 3.9mmol/L 时为血糖减低，FBG 低于 2.8mmol/L 时称为低糖血症。

（1）生理性减低：饥饿、长期剧烈运动、妊娠期等。

（2）病理性减低：①胰岛素过多，如胰岛素用量过大、口服降糖药、胰岛 B 细胞增生或肿瘤等。②对抗胰岛素的激素分泌不足，如肾上腺皮质激素、生长激素缺乏。③肝糖原贮存缺乏，如急性肝坏死、急性肝炎、肝癌、肝淤血等。④急性乙醇中毒。⑤先天性糖原代谢酶缺乏，如Ⅰ、Ⅲ型糖原累积病等。⑥消耗性疾病，如严重营养不良、恶病质等。⑦非降糖药物影响，如磺胺药、水杨酸、吲哚美辛等。⑧特发性低血糖。

（陈安琪）

第八节　电解质/微量元素系列检测

一、血钾测定

【参考值】

3.5 ~ 5.5mmol/L。

【临床意义】

1. 血钾增高

血钾超过 5.5mmol/L 时称为高钾血症。常见于：

（1）摄入过多：高钾饮食、静脉输注大量钾盐、输入大量库存血液等。

（2）排出减少：①急性肾功能衰竭少尿期、肾上腺皮质功能减退症等。②长期使用螺内酯、氨苯蝶啶等潴钾利尿剂。③远端肾小管上皮细胞泌钾障碍，如系统性红斑狼疮、肾移植术后、假性低醛固酮血症等。

（3）细胞内钾外移增多：①组织损伤和血细胞破坏，如严重溶血、大面积烧伤、挤压综合征等。②缺氧和酸中毒。③应用 β－受体阻滞剂、洋地黄类药物。④家族性高血钾性麻痹。⑤血浆晶体渗透压增高，如应用甘露醇、高渗葡萄糖注射液等静脉输液。

（4）假性高钾：①采血时上臂压迫时间过久（几分钟）、间歇性握拳产生的酸中毒，引起细胞内钾释放。②血管外溶血。③白细胞增多症，$WBC > 500 \times 10^9/L$，若标本放置后可因凝集而释放钾。④血小板增多症，$PLT > 600 \times 10^9/L$ 可引起高钾血症。

2. 血钾减低

血清钾低于 3.5mmol/L 时称为低钾血症。常见于：

（1）分布异常：如应用大量胰岛素、低钾性周期性麻痹、碱中毒等。

（2）丢失过多：如①频繁呕吐、长期腹泻、胃肠引流等。②肾衰竭多尿期、肾小管性酸中毒、肾上腺皮质功能亢进症、醛固酮增多症等使钾丢失过多。③长期应用速尿、利尿酸和噻嗪类利尿剂等排钾利尿剂；心功能不全、肾性水肿或大量输入无钾盐液体时。

（3）摄入不足：①长期低钾饮食、禁食和厌食等。②饥饿、营养不良、吸收障碍等。

二、血钠测定

【参考值】

135 ~ 145mmol/L。

【临床意义】

1. 血钠增高

血钠超过 145mmol/L，并伴有血液渗透压过高时，称为高钠血症。多见于：

（1）水分摄入不足：水源断绝、进食困难、昏迷等。

（2）水分丢失过多：大量出汗、烧伤、长期腹泻、呕吐、糖尿病性多尿、胃肠引流等。

（3）内分泌病变：肾上腺皮质功能亢进症、原发性或继发性醛固酮增多症等。

（4）摄入过多：进食过量钠盐或输注大量高渗盐水；心脏复苏时输入过多的碳酸氢钠等。

2. 血钠减低

血钠低于 135mmol/L 时称为低钠血症。多见于：

（1）丢失过多：①肾性丢失，慢性肾衰竭多尿期和大量应用利尿剂。②皮肤黏膜性丢失，大量出汗、大面积烧伤时。③医源性丢失，浆膜腔穿刺丢失大量液体等。④胃肠道丢失，严重的呕吐、反复腹泻和胃肠引流等。

（2）细胞外液稀释，常见于水钠潴留：①饮水过多而导致血液稀释，如精神性烦渴等。②慢性肾衰竭、肝硬化失代偿期、急性或慢性肾衰竭少尿期。③尿崩症、剧烈疼痛、肾上腺皮质功能减退症等。④高血糖或使用甘露醇。

（3）消耗性低钠或摄入不足：①肺结核、肿瘤、肝硬化等慢性消耗性疾病。②饥饿、营养不良、长期低钠饮食及不恰当的输液等。

三、血钙测定

【参考值】

总钙 2.25 ~ 2.58mmol/L，离子钙 1.10 ~ 1.34mmol/L。

【临床意义】

1. 血钙增高

血清总钙超过 2.58mmol/L 称为高钙血症。常见于：

（1）溶骨作用增强：①原发性甲状旁腺功能亢进症。②多发性骨髓瘤、骨肉瘤等伴有血清蛋白质增高的疾病。③急性骨萎缩骨折后和肢体麻痹。④分泌前列腺素 E_2 的肾癌、肺癌，分泌破骨细胞刺激因子（OSF）的急性白血病、多发性骨髓瘤、Burkitt 淋巴瘤等。

（2）肾功能损害：急性肾功能不全时，钙排出减少。

（3）摄入过多：静脉输入钙过多、饮用大量牛奶。

（4）吸收增加：大量应用 Vit D、溃疡病长期应用碱性药物治疗等。

2. 血钙减低

血清总钙低于 2.25mmol/L 称为低钙血症。常见于：

（1）成骨作用增强：甲状旁腺功能减退症、恶性肿瘤骨转移等。

（2）吸收减少：佝偻病、婴儿手足搐搦症、骨质软化症等。

（3）摄入不足：长期低钙饮食。

（4）吸收不良：乳糜泻或小肠吸收不良综合征、阻塞性黄疸等，可因钙及 Vit D 吸收障碍而使血钙降低。

（5）其他：①急性和慢性肾衰竭、肾性佝偻病、肾病综合征、肾小管性酸中毒等。②急性坏死性胰腺炎（ANP）可因血钙与游离脂肪酸

（FFA）结合形成皂化物，也可使血钙减低。③妊娠后期及哺乳期需要钙量增加，若补充不足时，也会使血钙减低。

（陈安琪）

第九节　血脂系列检测

一、胆固醇（TC）

TC 是指血液中各脂蛋白所含胆固醇之总和。测定 TC 通常只是作为动脉粥样硬化的预防、发病估计、疗效观察的参考指标。空腹或非空腹血标本均可用于 TC 检测，结果无明显差别。

【参考值】

合适水平＜ 5.2mmol/L，边缘水平 5.2～6.2mmol/L，升高＞ 6.2mmol/L。

【临床意义】

1. TC 增高的常见原因

（1）胆汁淤积性黄疸、甲状腺功能减退症、肾病综合征、糖尿病等。

（2）长期吸烟、饮酒、精神紧张和血液浓缩等。

（3）应用某些药物，如糖皮质激素、口服避孕药、β－肾上腺素阻滞剂等。

（4）遗传因素：与脂蛋白代谢相关酶或受体基因发生突变。

（5）饮食习惯：长期高胆固醇、高饱和脂肪酸摄入可造成 TC 升高。

（6）年龄与性别：TC 水平通常随年龄增长而增高，但到 70 岁后不再上升甚或有所下降，中青年女性低于男性，女性绝经后 TC 水平常较同年龄男性高。

2. TC 减低的常见原因

（1）甲状腺功能亢进症。

（2）严重的肝脏疾病，如肝硬化和急性重型肝炎。

（3）贫血、营养不良和恶性肿瘤等。

（4）应用某些药物，如雌激素、甲状腺激素、钙拮抗剂等。

二、甘油三酯（TG）

TG 是甘油和 3 个脂肪酸所形成的酯，是机体恒定的供能来源，但长期 TG 升高也是动脉粥样硬化的危险因素之一，此外，TG 过高可能增加急性胰腺炎风险。

【参考值】

合适水平 0. 56～1.70mmol/L，边缘水平 1.70～2.30mmol/L，升高＞2.30mmol/L。

【临床意义】

1.TG 增高的原因

（1）高脂、高糖、高热量饮食。

（2）肥胖症、糖尿病、甲状腺功能减退症、肾病综合征、阻塞性黄疸等。

（3）遗传因素。

（4）饮酒过量。

2. TG 减低的原因

（1）遗传因素：低 β－脂蛋白血症和无 β－脂蛋白血症。

（2）严重的肝脏疾病、吸收不良、甲状腺功能亢进症、肾上腺皮质功能减退症等。

三、低密度脂蛋白（LDL）

低密度脂蛋白（LDL）是富含胆固醇的脂蛋白。临床上以 LDL 胆固醇（LDL-C）的含量来反映 LDL 水平。

【参考值】

合适水平 < 3.4mmol/L，边缘水平 3.4 ~ 4.1mmol/L，升高 > 4.1mmol/L。

不同人群根据危险分层不同，启动降脂药物治疗的 LDL-C 水平和 LDL-C 的治疗目标也有所不同。需咨询医生进行动脉粥样硬化性心血管疾病（ASCVD）危险分层评估。

【临床意义】

1.LDL 增高

（1）甲状腺功能减退症、肾病综合征、阻塞性黄疸、肥胖症。

（2）应用雄激素、β－受体阻滞剂、糖皮质激素等。

（3）高脂饮食。

（4）遗传因素：家族性高胆固醇血症。

2. LDL 减低

常见于无 β－脂蛋白血症、甲状腺功能亢进症、吸收不良、肝硬化，以及低脂饮食和运动等。

四、高密度脂蛋白（HDL）

HDL 水平增高有利于外周组织清除胆固醇，从而防止动脉粥样硬化的发生。一般检测 HDL 胆固醇（HDL-C）含量来反映 HDL 水平。HDL-C 高低明显受遗传因素的影响。

【参考值】

合适水平＞1. 04mmol/L，边缘水平 1.03～2.07mmol/L，减低≤1. 0mmol/L。

【临床意义】

1.HDL 增高：HDL 通常与冠心病的发病呈负相关。另外，绝经前女性 HDL 水平常高于男性和绝经后女性。运动可使 HDL–C 轻度增高。通过药物治疗升高 HDL–C 并未能降低动脉粥样硬化性心血管疾病（ASCVD）风险，因此目前认为 HDL–C 不是血脂干预靶点。

2.HDL 减低：HDL 减低常见于动脉粥样硬化、急性感染、糖尿病、肾病综合征，以及应用雄激素、β–受体阻滞剂和孕酮等药物。严重营养不良者，伴随血清 TC 明显降低，HDL–C 也低下。肥胖者 HDL–C 也多偏低。吸烟可使 HDL–C 减低。高 TG 血症患者往往伴有低 HDL–C。

（侯聪聪）

第十节 贫血系列检测

一、血清铁检测

【参考值】

男性 10.6～36.7μmol/L，女性 7.8～32.2μmo/L，儿童 9.0～22.0μmol/L。

【临床意义】

1. 血清铁增高的原因

（1）利用障碍：铁粒幼细胞贫血、再生障碍性贫血、铅中毒等。

（2）释放增多：溶血性贫血、急性肝炎、慢性活动性肝炎等。

（3）铁蛋白增多：白血病、含铁血黄素沉着症、反复输血等。

（4）铁摄入过多：铁剂治疗过量时。

2. 血清铁减低的发生机制和原因

（1）铁缺乏：缺铁性贫血。

（2）慢性失血：月经过多、消化性溃疡、恶性肿瘤、慢性炎症等。

（3）摄入不足：①长期缺铁饮食。②机体需铁增加时，如生长发育期的婴幼儿、青少年，生育期、妊娠期及哺乳期的妇女等。

二、血清转铁蛋白（Tf）检测

【参考值】

28.6 ~ 51.9 pmol/L（2.5 ~ 4.3g/L）。

【临床意义】

1.Tf 增高常见于：妊娠期、应用口服避孕药、慢性失血及铁缺乏，特别是缺铁性贫血。

2.Tf 减低常见于：①铁粒幼细胞贫血、再生障碍性贫血。②营养不良、重度烧伤、肾衰竭。③遗传性转铁蛋白缺乏症。④急性肝炎、慢性肝损伤及肝硬化等。

三、血清总铁结合力（TIBC）检测

正常情况下，血清铁仅能与 1/3 的 Tf 结合，尚有 2/3 的 Tf 未能与铁结合，未与铁结合的 Tf 称为未饱和铁结合力。

【参考值】

男性 50 ~ 77 μ mol/L，女性 54 ~ 77 μ mol/L。

【临床意义】

1.TIBC 增高

（1）Tf 合成增加：如缺铁性贫血、红细胞增多症、妊娠后期。

（2）Tf 释放增加：如急性肝炎、亚急性重型肝炎等。

2.TIBC 减低

（1）Tf 合成减少：肝硬化、慢性肝损伤等。

（2）Tf 丢失：肾病综合征。

（3）铁缺乏：肝脏疾病、慢性炎症、消化性溃疡等。

四、血清转铁蛋白饱和度（Tfs）检测

血清转铁蛋白饱和度简称“铁饱和度”，可以反映达到饱和铁结合力的 Tf 所结合的铁量，以血清铁占 TIBC 的百分率表示。

【参考值】

33% ~ 55%。

【临床意义】

1.Tfs 增高见于：①铁利用障碍，如再生障碍性贫血、铁粒幼细胞贫血。②血色病。

2.Tfs 减低见于：缺铁或缺铁性贫血。

五、血清铁蛋白（SF）检测

SF 是铁的贮存形式，其含量变化可作为判断是否缺铁或铁负荷过量的指标。

【参考值】

男性 15～200μg/L，女性 12～150μg/L。

【临床意义】

1.SF 增高

（1）体内贮存铁增加：原发性血色病、继发性铁负荷过大。

（2）铁蛋白合成增加：炎症、肿瘤、白血病、甲状腺功能亢进症等。

（3）贫血：溶血性贫血、再生障碍性贫血、恶性贫血。

（4）组织释放增加：肝坏死、慢性肝病等。

2.SF 减低

常见于缺铁性贫血、大量失血、长期腹泻、营养不良。SF 常作为营养不良的流行病学调查指标。

六、红细胞游离原卟啉（FEP）检测

【参考值】

男性 0.56～1.00μmol/L，女性 0.68～1.32μmol/L。

【临床意义】

1.FEP 增高：常见于缺铁性贫血、铁粒幼细胞贫血、阵发性睡眠性血红蛋白尿（PNH）及铅中毒等。。

2.FEP 减低：常见于巨幼细胞贫血、恶性贫血和血红蛋白病等。

七、叶酸检测

【参考值】

血清叶酸 5.3～14.4 μg/L。

【临床意义】

1. 叶酸缺乏的原因

（1）摄入不足或需要量增加：过度烹调或长期素食可导致叶酸摄入

不足（老年人、妊娠期、婴儿期、慢性酒精性肝硬化等）、需求量增加（恶性肿瘤、甲亢）。

（2）吸收障碍：慢性腹泻、乳糜泻、小肠切除、服用抗癫痫药物等。

2. 叶酸缺乏与疾病

（1）巨幼红细胞贫血。

（2）新生儿缺陷：新生儿神经管缺陷、脊柱关键部位发育受损，导致脊柱裂、无脑儿和脑脊柱裂的畸形儿。

（3）其他疾病：老年期痴呆症、抑郁症、肿瘤（子宫癌、支气管癌、食道癌、大肠癌等）、慢性萎缩性胃炎、结肠炎、冠心病和脑血管疾病等多种疾病，会出现舌炎、生长不良、智力退化等症状。

八、维生素B_{12}检测

【参考值】

133 ~ 675 pmol/L。

【临床意义】

1. 维生素 B_{12} 增高：白血病、真性红细胞增多症、淋巴瘤、增生性贫血、恶性肿瘤与肝脏疾病（肝硬变、胆汁性肝硬变、门脉性肝硬变）等。

2. 维生素 B_{12} 缺乏：巨幼红细胞贫血、恶性贫血、慢性胰腺炎、卓－艾氏综合征及药物影响（如氨基水物酸钠、新霉素等）。

（叶芳）

第十一节　肿瘤标志物的检测

一、甲胎蛋白（AFP）

甲胎蛋白对诊断肝细胞癌及滋养细胞恶性肿瘤有重要的临床价值。

【参考值】

＜ 25μg/L 。

【临床意义】

1. 原发性肝细胞癌时患者血清 AFP 升高。阳性率为 67.8% ~ 74.4%。约 50% 的患者 AFP ＞ 300μg/L，但约有 18% 的原发性肝癌患者 AFP 不升高。

2. 生殖腺胚胎肿瘤、胰腺癌、胃癌、肠癌、肺癌时血中 AFP 含量也可升高。

二、癌胚抗原（CEA）

癌胚抗原主要用于辅助恶性肿瘤的诊断、判断预后、监测疗效和肿瘤复发等。

【参考值】

＜ 5 μg/L 。

【临床意义】

CEA 升高主要见于大肠癌、胰腺癌、胃癌、乳腺癌、甲状腺髓样癌、肝癌、肺癌、卵巢癌、泌尿系肿瘤等。病情好转时 CEA 浓度下降，病情加重时可升高。

三、前列腺特异抗原（PSA）

血清总 PSA（t–PSA）中有 80% 以结合形式存在，称复合 PSA（c–PSA）；20%以游离形式存在，称游离 PSA（f–PSA）。

【参考值】

t– PSA < 4.0μg/L，f–PSA < 0.8μg/L，f–PSA/t–PSA 比值> 0.25。

【临床意义】

1. 前列腺癌血清 t–PSA 水平升高；外科切除术后，90% 血清 t–PSA 水平降低。

2. 若前列腺癌切除术后 t– PSA 浓度无明显降低或再次升高，提示肿瘤转移或复发。

四、鳞状上皮细胞癌抗原（SCCA）

鳞状上皮细胞癌抗原是用于诊断鳞癌的肿瘤标志物。

【参考值】

< 1.5pg/ L 。

【临床意义】

血清中 SCCA 水平升高，可见于肺鳞状细胞癌、I 期食管癌、III 期食管癌、宫颈癌。血清 SCCA 与宫颈鳞癌分期、肿瘤体积、治疗后肿瘤残余、肿瘤复发和病情进展、肿瘤患者生存率有关。

五、癌抗原50（CA50）

癌抗原 50 是一种肿瘤糖类相关抗原，它对肿瘤的诊断无器官特异性。

【参考值】

< 2.0 万 U/L。

【临床意义】

1. CA50 增高见于胰腺癌、胆（道）囊癌、原发性肝癌、卵巢癌、结肠癌、乳腺癌、子宫癌等。

2. 动态观察其水平变化对癌肿瘤疗效及预后判断、复发监测颇具价值。

六、癌抗原724（CA724）

癌抗原 724 是胃肠道和卵巢肿瘤的标志物之一。

【参考值】

< 6.7 μ g/L 。

【临床意义】

1. CA724 增高见于卵巢癌、大肠癌、胃癌、乳腺癌、胰腺癌。

2. CA724 与 CA125 联合检测，可提高卵巢癌的检出率。

3. CA724 与 CEA 联合检测，可提高胃癌的检出率。

七、糖链抗原199（CA199）

糖链抗原 199 升高见于胰腺癌、肝胆和胃肠道疾病。

【参考值】

< 3.7 万 U/L。

【临床意义】

1. CA199 是胰腺癌的首选肿瘤标志物。

2. 诊断胆囊癌和胆管癌的阳性率为 85% 左右，胃癌、结肠癌为 40%，直肠癌为 30% ~ 50%。

八、癌抗原125（CA125）

【参考值】

＜ 3.5 万 U/L。

【临床意义】

1. CA125 存在于卵巢癌组织细胞和浆液性腺癌组织中，不存在于黏液型卵巢癌中。卵巢上皮癌 CA125 浓度可明显升高，对诊断卵巢癌有较大价值，尤其对观察疗效和判断复发较为灵敏。

2. CA125 可用于鉴别卵巢包块，特别适用于绝经后妇女。

九、癌抗原242（CA242）

癌抗原 242 存在于胰腺及结直肠黏膜中。

【参考值】

＜ 20kU/L。

【临床意义】

CA242 增高见于 68% ~ 79% 的胰腺癌，55% ~ 85% 的结肠癌，44% 的胃癌。卵巢癌、子宫癌和肺癌的阳性率较 CA50 高。

十、癌抗原153（CA153）

癌抗原 153 在乳腺癌中明显升高。

【参考值】

＜ 2.5 万 U/L。

【临床意义】

1. 患乳腺癌时，30% ~ 50% 的患者可见 CA153 明显升高，故其主要用于乳腺癌患者的治疗监测和预后判断。CA153 水平升高预示病情进展，其浓度升高比临床症状或影像学发现时间早。与 CEA 联合检测时，可提高乳腺癌早期诊断的敏感性和特异性。

2. CA153 升高还可见于子宫肿瘤、转移性卵巢癌、肝癌、胰腺癌、结肠癌、肺癌。

（李宁宁）

第十二节　自身抗体检测

一、类风湿因子（RF）

类风湿因子是变性 IgG 刺激机体产生的一种自身抗体。

【参考值】

阴性。

【临床意义】

患类风湿性疾病时，RF 的阳性率可高达 70%～90%，类风湿关节炎的阳性率为 70%。IgG 型与患者的滑膜炎、血管炎和关节外症状有关，IgM 型与 IgA 型的效价与病情有关，与骨质破坏有关。其他自身免疫性疾病，如多发性肌炎、硬皮病、干燥综合征、系统性红斑狼疮（SLE）等也可见 RF 阳性。

二、抗 DNA 抗体

抗 DNA 抗体分为抗双链 DNA（dsDNA）抗体、抗单链 DNA（ssDNA ）和抗 ZDNA 抗体。

【参考值】

阴性。

【临床意义】

1. 抗 dsDNA 自身抗体是 SLE 的最重要的自身抗体，见于活动期 SLE，对 SLE 患者的组织器官损伤有致病作用。

2. 抗 ssDNA 抗体阳性见于 SLE 尤其是合并有狼疮性肾炎的患者。

三、抗线粒体抗体（AMA）

抗线粒体抗体是一种针对细胞质中线粒体内膜和外膜蛋白成分的自身抗体 。

【参考值】

阴性。

【临床意义】

抗线粒体抗体通常与多发性肌炎和心肌炎相关。其阳性率在原发性胆汁性肝硬化无症状者为 90.5%，有症状者为 92.5%；慢性活动性肝炎可高达 90% 以上；门脉性肝硬化阳性率为 25%。

四、抗 Jo-1抗体

抗 Jo–1 抗体主要是 IgG1 型抗体。

【参考值】

阴性。

【临床意义】

抗 Jo–1 抗体对肌炎伴间质性肺纤维化有高度特异性。抗 Jo–1 抗体对多发性肌炎（PM）、皮肌炎（DM）的诊断具有较强的特异性，在多发性肌炎中阳性率达 25% 左右，在皮肌炎中阳性率为 7.1%，合并肺间质病变的 PM/DM 患者，阳性率高达 60%。

五、抗肾小球基底膜抗体（Anti-GBN）

【参考值】

阴性。

【临床意义】

抗肾小球基底膜抗体是抗基底膜抗体型肾小球肾炎特异性抗体。抗肾小球基底膜抗体阳性的患者约有 50% 病变局限于肾脏，另外 50% 有肾脏和肺部病变。肾脏受累 Anti-GBN 阳性患者占自身免疫性肾炎的 5%，在肾小球性肾炎、Anti-GBN 相关疾病中有 80% 的阳性检出率，半月体形成性肾小球肾炎患者中也有检出。

六、抗中性粒细胞胞质抗体（ANCA）

抗中性粒细胞胞质抗体包括 cANCA 和 pANCA。

【参考值】

阴性。

【临床意义】

cANCA 主要见于韦格纳肉芽肿（WG）。活动性 WG 患者在病变尚未影响到呼吸系统时 cANCA 敏感度是 65%，当患者已出现呼吸系统、肾脏损伤时其敏感度达 90% 以上。

pANCA 主要与多发性微动脉炎相关。

七、抗心磷脂抗体（ACA）

抗心磷脂抗体是一组针对各种带负电荷磷脂的自身抗体。

【参考值】

阴性，P / N ≥ 2.1 为阳性。

【临床意义】

ACA 在 SLE 患者中阳性检出率高，达 70% ~ 80%，SLE 患者中枢神经系统血栓形成与阳性 ACA 显著相关。血清及脑脊液中 ACA 的检测有助于神经精神性狼疮的临床诊断。高水平的 ACA 是急性脑血管病预后不良的信号。

八、抗 PM - Scl 抗体

该自身抗体更多见于 PM 和系统性硬化症（Scl）相重叠的患者中。

【参考值】

阴性。

【临床意义】

若血清中抗 PM–Scl 抗体呈阳性，常见于多发性肌炎与硬化症的重叠症状中，在重叠症状中的阳性率为 50%；也可以仅出现于多发性肌炎患者和弥散性硬化症患者中。

九、抗着丝点抗体

抗着丝点抗体异常要考虑是否有多发性硬化症，或者是否有雷诺现象等自身免疫性疾病。

【参考值】

阴性。

【临床意义】

抗着丝点抗体阳性主要与局限型系统性硬化相关。①局限型硬皮病患者，50% ~ 82% 该抗体阳性。②原发性雷诺综合征患者，阳性率为

25%。③弥漫性硬皮病患者，阳性率仅为 8%。④系统性红斑狼疮、干燥综合征、类风湿性关节炎、桥本氏甲状腺炎等疾病的患者中可能会出现抗着丝点抗体阳性。

十、抗 SSA（Ro）抗体

【参考值】

阴性。

【临床意义】

抗 SSA（Ro）抗体阳性见于舍格伦综合征（SS）：该抗体与 SS 的血管炎相关。亚急性皮肤型狼疮：该抗体阳性者发生皮疹和光过敏较多，新生儿狼疮（＞90%）、补体 C2/C4 缺乏症（90%）。SSA 60kD 抗体阳性者仅出现在系统性红斑狼疮患者，该抗体阳性者患狼疮的可能性达 80%，更易发生皮肤型狼疮和并发肾炎，很少单独出现于原发性干燥综合征患者，而仅 SSA 52kD 抗体阳性可能与硬皮病、炎性肌病和原发性干燥综合征相关。

十一、抗 SS-B（La）抗体

【参考值】

阴性。

【临床意义】

抗 SS-B（La）抗体阳性表示可能存在干燥综合征、系统性红斑狼疮等免疫系统疾病。大多数抗 SS-B 抗体和抗 SS-A 抗体同时存在，抗体阳性率较高的疾病有新生儿狼疮综合征和先天性心脏病。抗 SS-B 抗体见于原发性干燥综合征，新生儿狼疮敏感性 75%，伴先天性心脏传导阻滞敏感性 30%～40%、SLE 敏感性 9%～35%、单克隆丙种球蛋白病敏感性

15%；若出现抗 SS-B 抗体为阳性，且伴有特定症状，建议进行进一步检查。抗 SS-B（La）可以在风湿性关节炎患者表现为阳性。

（李宁宁）

第十三节 传染病指标检测

一、甲型肝炎病毒（HAV）

机体感染 HAV 后，可产生 IgM、IgA 和 IgG 抗体。HAV IgM 是病毒衣蛋白抗体，HAV IgA 是肠道黏膜分泌的局部抗体，HAV IgG 病愈后可长期存在。甲型肝炎抗体是针对甲肝的一种特异性抗体。

【参考值】

抗 – HAV IgG 阳性可见于甲肝感染后的人群。

【临床意义】

1. 抗 – HAV IgM 阳性：甲肝抗体一般在发病数日即可检出，黄疸期达到高峰，抗 – HAV IgM 的阳性率在发病后 2 周为 100%，1 个月为 76.5%，3 个月为 23.5%，6 个月为 5.9%，12 个月时可为阴性。所以，抗 – HAV IgM 阳性说明机体正在感染 HAV，它是早期诊断甲肝的特异性指标。

2. 抗 – HAV IgA 阳性：甲肝早期和急性期，由粪便中测得抗 – HAV IgA 呈阳性反应，是早期诊断甲肝的指标之一。

3. 抗 – HAV IgG 阳性：出现于恢复期且持久存在，病后 3 月达高峰，

1 年内维持较高水平，是机体获得免疫力的标志。

二、乙型肝炎病毒（HBV）标志物检测

乙型肝炎病毒（HBV）检测常为五项联合检测，俗称“乙肝二对半”。

【参考值】

阴性。

【临床意义】

1. 乙型肝炎病毒表面抗原：本身具有抗原性，但没有传染性，乙型肝炎病毒表面抗原是诊断乙型肝炎病毒感染最常用的指标。HBsAg 阳性见于急性乙肝的潜伏期，发病时达高峰；如果发病后 3 个月不转阴，则易发展成慢性乙型肝炎或肝硬化。肝功能正常而仅表面抗原阳性者，称为乙肝病毒携带者。

2. 乙型肝炎表面抗体：是具有特异性保护功能的中和抗体。抗 – HBs 阳性提示机体对乙肝病毒有一定程度的免疫力。抗 – HBs 一般在发病后 3 ~ 6 个月才出现，可持续多年。注射过乙型肝炎疫苗或抗 – HBs 免疫球蛋白者，抗 – HBs 可呈现阳性反应。

3. 乙型肝炎 e 抗原：阳性表明乙型肝炎处于早期或者是活动期，并有较强的传染性。孕妇阳性可引起垂直传播，致 90% 以上的新生儿呈 HBeAg 阳性。HBeAg 持续阳性大于 10 周以上或更长时间，表明肝细胞损害较重，且可转为慢性乙型肝炎或肝硬化。

4. 乙型肝炎 e 抗体：乙肝 e 抗体阳性主要出现在无症状乙肝表面抗原携带者和慢性乙肝患者中间。乙肝急性期即出现抗 – HBe 阳性者，易进展为慢性乙型肝炎；慢性活动性肝炎出现抗 – HBe 阳性者可进展为肝硬化；抗 – HBe 阳性表示大部分乙肝病毒被消除，复制减少，传染性降

低，但并非无传染性。

5. 抗－HBc：抗－HBc 检出率比 HBsAg 更敏感，可作为 HBsAg 阴性的 HBV 感染的敏感指标。一般认为，低滴度抗 HBc 抗体具有流行病学意义，而高滴度抗 HBc 抗体则是感染标志。在 HBsAg 携带者中多为阳性，在 HBsAg 阴性者中仍有 6% 的阳性率。

三、丙型肝炎病毒（HCV）

临床上诊断 HCV 感染除 HCV RNA 外主要标志物为抗－HCV IgM 和抗－HCV IgG 。

1. 丙型肝炎病毒抗体 IgM 测定

【参考值】

阴性。

【临床意义】

主要用于早期诊断，急性期 IgM 抗体阳性率略高于 IgG 抗体。抗－HCV IgM 抗体一般在发病的 2～4 天出现，最早于发病的第一天即可检测到，7～15 天达高峰。其持续时间一般为 1～3 个月。持续阳性常可作为转为慢性肝炎的指标，或是提示病毒持续存在并有复制。

2. 丙型肝炎病毒抗体 IgG 测定

【参考值】

阴性。

【临床意义】

HCV-Ab 为非保护性抗体，感染 HCV 后抗体 IgG（抗－HCV IgG ）出现较慢，一般在发病后 2～6 个月，甚至 1 年才转阳，不能作为感染的早期指标。输血后肝炎有 80%～90% 的患者抗－HCV IgG 阳性。

四、梅毒血清学试验诊断

梅毒常要依靠血清学检查，潜伏期梅毒血清学诊断尤为重要。

1. TPPA 试验：敏感性高、特异性强，是梅毒诊断较好的确证试验。TPPA 试验阳性患者，由于记忆细胞抗体复制能力强，特异性试验敏感性高，即使经抗梅毒治疗也终身阳性。

2. 梅毒反应素试验（RPR）：凡确诊为梅毒者，治疗前最好做 RPR 定量试验。已知病史或有梅毒体征者，本试验阳性即可证实为梅毒患者。梅毒患者在经过正规治疗以后，每三个月复查一次 RPR，半年后每半年复查一次 RPR，随访 2～3 年，观察比较 RPR 滴度变化。在治疗后 3～6 个月，若滴度有 4 倍以上的下降，即说明治疗有效。如果在规范治疗后 RPR 的滴度下降后又重新升高，就要考虑这次抗梅毒治疗失败。

五、AIDS 病原体检测

获得性免疫缺陷症（AIDS）又称“艾滋病”，实验室检测是诊断的重要依据。

1. 抗 HIV-1 和抗 HIV-2 的检测

（1）颗粒凝集实验：适用于大批量初检，敏感性和特异性较酶联免疫法差。

（2）酶联免疫吸附试验：容易出现假阳性结果，故阳性者需用其他试剂盒重复一次，两次均阳性则可判定为阳性或进一步作蛋白印迹法以确诊。

（3）免疫荧光法：此法敏感性高，但也存在非特异性，且结果的判定人为因素影响大，客观性差。

（4）蛋白印迹法：通常作为检测抗 HIV-1 和抗 HIV -2 的确诊实验，

该法敏感性和特异性皆好。

2. HIV 病毒载量检测

通过检测 HIV RNA 水平来反映病毒载量，直接反映病情进展，可用于 HIV 的早期诊断。

（李宁宁）

第十四节 甲状腺功能检测

一、甲状腺素和游离甲状腺素测定

甲状腺素即 T_4。T_4 以与蛋白质结合的结合型甲状腺素和游离的游离型甲状腺素（FT_4）的形式存在，T_4 与 FT_4 之和为总 T（TT_4）。

【参考值】

$TT_4$65 ~ 155nmol/L，$FT_4$10.3 ~ 25.7pmol/L。

【临床意义】

1.TT_4

（1）TT_4 增高主要见于：甲亢、先天性甲状腺素结合球蛋白增多症、原发性胆汁性肝硬化、甲状腺激素不敏感综合征、妊娠，以及口服避孕药或雌激素等。另外，严重感染、心功能不全、肝脏疾病、肾脏疾病等也可使 TT_4 增高。

（2）TT_4 减低主要见于甲减、缺碘性甲状腺肿、慢性淋巴细胞性甲状腺炎、低甲状腺素结合球蛋白血症等。另外，甲亢的治疗过程中、糖尿病酮症酸中毒、恶性肿瘤、心力衰竭等也可使 TT_4 减低。

2.FT_4

（1）FT_4 增高：可见于甲亢及甲亢危象、甲状腺激素不敏感综合征、多结节性甲状腺肿等。

（2）FT_4 减低：主要见于甲减，应用抗甲状腺药物、糖皮质激素、苯妥英钠、多巴胺等，也可见于肾病综合征等。

二、三碘甲腺原氨酸和游离三碘甲腺原氨酸测定

T_4 在肝脏和肾脏中经过脱碘后转变为 3，5，3′ －三碘甲腺原氨酸（T_3）。与甲状腺结合球蛋白（TBG）结合的结合型 T_3 和游离型 T_3（FT_3）之和为总 T_3（TT_3）。

【参考值】

TT_3 1.6 ~ 3.0 nmol/L，FT_3 6.0 ~ 11.4 pmol/L。

【临床意义】

1. TT_3

（1）TT_3 增高：多见于甲亢及某些导致甲亢的疾病，如功能亢进型甲状腺腺瘤、多发性甲状腺结节性肿大。

（2）TT_3 减低：可见于甲减、肢端肥大症、肝硬化、肾病综合征和使用雌激素等。

2. FT_3

（1）FT_3 增高：可见于甲亢及甲亢危象、甲状腺激素不敏感综合征等。

（2）FT_3 减低：见于低 T_3 综合征、慢性淋巴细胞性甲状腺炎晚期、应用糖皮质激素等。

三、促甲状腺激素测定

促甲状腺激素（TSH）是腺垂体分泌的重要激素，其生理作用是刺激甲状腺细胞的发育、合成与分泌甲状腺激素。

【参考值】

2～10mU/L。

【临床意义】

1. TSH 增高：常见于原发性甲减、异源 TSH 分泌综合征、垂体 TSH 不恰当分泌综合征、单纯性甲状腺肿、腺垂体功能亢进、甲状腺炎等，应用多巴胺拮抗剂、含碘药物等也可使 TSH 增高。另外，检测 TSH 水平可以作为甲减患者应用甲状腺素替代治疗的疗效观察指标。

2. TSH 减低：常见于甲亢、继发性甲减、腺垂体功能减退、皮质醇增多症、肢端肥大症等。过量应用糖皮质激素和抗甲状腺药物，也可使 TSH 减低。

四、抗甲状腺球蛋白抗体（TGAb）

TGAb 是血清当中糖蛋白的一种，是针对甲状腺球蛋白而产生的抗体。

【参考值】

正常值一般是 0～85mIU/mL，不同检测方法参考值略有差异。

【临床意义】

抗甲状腺球蛋白抗体阳性常见于：①桥本氏甲状腺炎。②弥漫性毒性甲状腺肿。③其他甲状腺疾病。主要是过量摄入含碘食物所致，也可能是饮食不当所致。

五、抗甲状腺过氧化物酶抗体（TPOAb）

抗甲状腺过氧化物酶抗体（TPOAb）是针对甲状腺过氧化物酶产生的抗体，可能导致甲状腺细胞损伤。

【参考值】

参考值范围为 0 ~ 34IU/mL，因检测方法不同，参考值范围亦不同。

【临床意义】

抗甲状腺过氧化物酶抗体阳性常见于：

1. 生理性因素：检查前应用免疫抑制剂、高脂血症者。

2. 病理性因素：原发性甲状腺功能减退、甲亢、系统性红斑狼疮等。

（陈安琪）

第十五节　影像学检查

一、胸部X线检查

1. 胸片

胸片是利用 X 射线穿透胸部并在胶片或荧光屏上成像的一种影像诊断技术，主要用于查看胸廓（包括胸壁软组织、胸椎、肋骨、胸骨）、纵隔、气管、肺部和心脏等组织结构是否异常。胸片根据检查部位的不同分为胸部正位片、胸部左侧位片、胸部右侧位片、胸部右前斜位片、胸部左前斜位片等，其中应用最广泛的是胸部正位片和胸部左 / 右侧位片。

1. 常见疾病的胸片表现

①肋骨骨折、胸骨骨折、胸椎骨折可以通过胸片看到骨折线进行诊断。

②肺部占位性病变：胸片上表现为结节影、肺不张、固定部位的反复肺部感染和肺门影增宽。

③气胸：胸片上表现为无肺纹理的区域和伴行的气胸线。

④胸腔积液：胸部正位片上少量胸腔积液表现为肋膈角变钝和肋膈角的消失，中等量胸腔积液表现为外高内低的高密度影，大量胸腔积液表现为单侧胸腔内的高密度影、肋间隙增宽、纵隔移位。包裹性胸腔积液表现为自胸壁向胸腔突出的半圆形或半椭圆形的高密度影，边缘与胸壁呈钝角，边缘清晰，其内密度均匀。叶间包裹性积液表现为肺野内沿叶裂走行的梭形或类椭圆形高密度影，边界清晰。肺底积液多见于右侧胸腔，表现为假性的"膈升高"。气胸合并胸腔积液表现为胸腔内的气液平。

⑤膈肌：正位片膈肌中间部分多呈水平状，中三分之一为膈肌最高的位置。膈肌在侧位片呈斜坡状。大部分正常的膈肌右侧位于第五前肋和第六前肋之间，右侧膈肌比左侧膈肌高 2 厘米左右。膈肌膨升在胸片上表现为肺野内膈肌区域突向胸腔的边缘光滑、轮廓清晰的高密度影。

⑥纵隔：纵隔病变在胸片正位片表现为异常的纵隔局部区域增宽，位于心包附近的纵隔病变可表现为心包区域的高密度影。

⑦心包积液：胸片上表现为突向双侧胸腔的纵隔影增宽，如"烧瓶状"。心脏疾病引起心脏形态发生改变，可表现为不同形态的心影。

⑧肺部结节：在胸片肺野区域出现各种不同形态的结节影。此外可以表现为局限的肺部感染、肺气肿甚至肺不张。胸壁的病变也可在胸片

表现为高密度影，但是在不同体位的胸片可以明确。

⑨胸片的优缺点

胸片的优势：拍摄简单，辐射低于胸部 CT，检查易于操作和推广。

胸片的缺点：由于分辨率低，对于胸部小于 1 厘米的病变很难发现，早期的病变不能够及时发现，容易造成漏诊。由于胸片为二维检查，对于病变的位置不能够像胸部 CT 一样提供三维检查，不能明确协助诊断。

二、骨关节病的X线检查

退行性骨关节病也称“骨关节炎”，是以慢性关节软骨损伤退行性变、关节面及其边缘继发骨皮质增生形成新骨为特征的一组非炎症性的骨关节病变。多见于膝关节、髋关节、脊柱关节和指关节等。X 线片由于操作简单、辐射小，因而是退行性骨关节病的主要诊断方法。退行性骨关节病 X 线片的疾病表现是关节间隙变窄、软骨下骨质硬化和骨赘形成。在后期会出现关节畸形、游离体和关节面下囊性变等。

关节间隙变窄是最常见的早期 X 线片征象；骨质增生形成的骨赘开始可表现为骨的边缘变锐利，以后为关节面周缘的骨性突起，呈唇样或鸟嘴样；软骨下反应性硬化表现为关节软骨下广泛密度增高，在相邻关节面区显著，向骨干侧逐渐减轻。在后期会出现软骨下囊变，表现为圆形或类圆形的透亮区，边缘清楚，常有窄硬化带。游离体可以由骨赘脱离形成，也可以由软骨钙化、骨化形成。

三、胸部CT检查

1. 胸部 CT 的特点

胸部 CT 是指胸部 X 线计算机体层摄影。与胸片相比，CT 对于密度的分辨率更高，对于组织有更好的对比分辨性。此外，胸部 CT 由肺尖连续扫描到肺底，能够完整显示胸部的横断面影像，能够发现肺部 1 毫米的病变。高分辨成像系统，甚至可以看到 0.6 毫米左右的结构。因此，胸部 CT 可以发现胸片所看不到的病变，同时可以判断疾病的类型，以及了解病变与正常结构（包括气管、血管、胸膜等）之间的关系。

2. 支气管扩张在胸部 CT 的表现

支气管扩张是指支气管管径异常增宽。分为囊状支气管扩张、柱型支气管扩张和曲张型支气管扩张。囊状支气管扩张多见于小支气管，表现为多簇状分布或散在囊腔状分布。典型表现为葡萄串珠，腔内可见液平面，腔外多光滑。柱型支气管扩张多见于肺段以下的分支，表现为支气管壁增厚，管腔增宽，扩张的支气管走行表现为轨道征。如表现为环状，则与伴行的血管断面形成“印戒征”。如扩张的支气管内充满黏液，可表现为柱状或结节状高密度影。扩张的支气管及其伴行的肺动脉形成特征性的“印戒征”是诊断支气管扩张的特征性征象，且支气管内径大于伴行动脉直径的 1.5 倍。如出现囊状影内含有气液平面是囊状支气管扩张合并感染的诊断依据。

3. 慢性支气管炎在胸部 CT 的表现

慢性支气管炎是指支气管黏膜及周围组织的慢性非特异性炎症，多见于老年人。CT 表现为支气管管壁增厚，显示为轨道征，同时可伴有支气管不同程度的狭窄或扩张，以及肺纹理扭曲。支气管炎反复发作，导致远端肺内气体排出困难，可形成肺气肿。表现为肺组织密度不均匀地减低，肺小血管影稀疏。胸膜下区可见散在的肺大疱影，肺大疱周围肺组织由于膨胀受限，因此可表现为继发性密度增高影。长期肺气肿气管可表现为刀鞘样改变。肺血管表现为近肺门处肺动脉增粗，而外周肺血管细小、稀疏。肺门出现肺动脉高压征象即“残根状”表现。

4. 肺部感染在胸部 CT 的表现

①大叶性肺炎

胸部 CT 表现为沿肺叶或肺段分布的肺实变影，其内可见空气支气管征，邻近胸膜处的病变边界清晰，其余部分的边界模糊不清，肺叶体积无缩小。经治疗后，病变逐渐呈散在分布的大小不一的斑片状影，最终完全吸收或仅残留索条状阴影。

②支气管肺炎

支气管肺炎又称“小叶性肺炎”，肺部感染表现为沿支气管树分布的斑片状或片状影，具有多形性，形态不规则，边界不清。实变影的周围可伴有小叶性肺不张。由于支气管及周围的炎症，肺纹理显示增粗且模糊。

③间质性肺炎

间质性肺炎多位于肺外周。表现为双肺由肺门向外伸展的紊乱索条状、网状影。如肺泡内有渗出，可表现为磨玻璃影。特发性间质性肺炎表现为双肺下叶的周边部及胸膜下的网格状影、不规则线状影和蜂窝状改变。

5. 肺部肿瘤在胸部 CT 的表现

①中央型肺癌

中央型肺癌是指病变位于肺段支气管或肺段支气管以上的肺癌。中央型肺癌根据与气管的关系分为管内型、管壁型和管外型。中央型肺癌的直接征象是位于肺门的肿块影，多边界清楚。病变可伴有分叶。肿物的密度可以均匀，但如果肿瘤生长快，期间出现坏死，可在肿块内出现散在多发的低密度灶。肿物可压迫邻近的支气管，导致其变形或变窄，从而出现中央型肺癌的间接征象，即阻塞性肺气肿、阻塞性肺炎和阻塞性肺不张。

②周围型肺癌

周围型肺癌是指发生于肺段以下支气管的肺癌，在 CT 多表现为结节样，如生长成直径 3 厘米以上的病变，临床称为“肿块影”。病变多密度均匀，如其内出现小的圆形或卵圆形透亮区，称其为“空泡征”。肺癌侵犯周围的血管、淋巴管，会出现毛刺征。肺癌增大堵塞或压迫附近支气管导致支气管闭塞，在影像学表现为支气管截断征。此外，如果肺癌初期仅是包绕支气管生长，支气管没有受侵，此时称为“空气支气管征”。

③肺良性肿瘤

多数为肺内单发的孤立性结节，边界清楚，密度多不均匀。典型的肺错构瘤表现为结节密度不均匀，结节内出现多发斑点状或“爆米花”样钙化。炎性肌成纤维细胞瘤，既往称为“炎性假瘤”。容易误诊为肺癌，胸部 CT 的特点是边界清楚，长期随访结节变化不明显。

④肺结节

肺结节是指肺内病变最大直径小于 3 厘米的结节，小结节是指肺内最大直径小于等于 1 厘米的结节。肺结节多为圆形或类圆形，少部分可表现为不规则形。根据密度的不同分为实性肺结节和亚实性肺结节。亚实性肺结节又分为部分实性结节和纯磨玻璃结节。磨玻璃结节是指肺内稍高密度且不掩盖其内肺血管影的结节灶。如磨玻璃结节内有部分的实性成分，则称为“部分实性结节”，也可称为“混合密度结节”。磨玻璃结节可见于炎性病变、局灶性纤维化、出血或肿瘤。新发的磨玻璃结节多见于炎性病变。始终存在的磨玻璃结节考虑有恶性风险，混合密度结节（尤其是抗炎治疗后未见变化的结节）则多见恶性。胸部 CT 对于肺结节的诊断及随诊均优于胸部 X 线片。

在肺内如果表现为多发的、大小不一的、圆形或类圆形的、边界光滑、以双下肺外周分布为主的实性结节，即应当考虑肺转移性肿瘤。

6. 胸膜和胸壁疾病在胸部 CT 的表现

①胸膜炎

胸膜炎可由于感染、肿瘤、免疫疾病及物理化学等原因引起，在 CT 多表现为胸腔积液。表现为胸腔内胸膜下的高密度影，邻近的肺组织受压移位。如病变时间长，可见 CT 上脏、壁层胸膜增厚，增强后可见胸膜有明显强化。慢性期可出现沿胸膜分布的钙化灶。

②胸膜肿瘤

胸膜肿瘤可以见于胸膜的任何部位，多见于肋胸膜。可见沿胸膜走行的扁椭圆形，密度均匀，偶见钙化及坏死，边缘光滑锐利，与胸膜多呈锐角或钝角。胸膜转移结节表现为胸膜多发散在的不规则突向胸腔的结节影，多见于双下肺野。

7. 陈旧病变在胸部 CT 的表现

①钙化灶

肺内钙化灶多为肺结核痊愈的表现，是既往肺结核在肺内留下的印迹。病变多位于双上肺、下叶背段、肺门或肺内血管周围的淋巴结组织。病变为单发或多发斑点状，边界清晰。在定期的随诊检查中，无明显变化。

②肺内淋巴结

肺内淋巴结位于脏层胸膜下，距离脏层胸膜约 1 厘米以内的区域或贴近叶裂。少部分位于肺内血管附近。肺内淋巴结形态多样，多表现为不规则多角形、三角形或类椭圆形。肺内淋巴结 CT 下多为实性结节，密度均匀，很少发生钙化。大小多在 1 厘米以内，边界清晰，结节周边的肺野多清晰。在定期随访检查中无明显变化。

③纤维索条影

多是肺部感染在病情恢复后，在原病变部位病灶被纤维组织替代，形成指向胸膜的索条状影，宽度一般在 1 ~ 3 毫米，形态不规则。多位于右肺中叶、左肺舌叶及双下肺。定期随访期间无变化。

四、椎间盘突出的CT检查

椎间盘突出多见于脊柱活动幅度大的部位，如腰椎间盘和颈椎间盘。胸椎间盘少见。CT 征象对于椎间盘的判断优于 X 线检查。对于病情的判断方面临床多应用核磁检查。

椎间盘突出的 CT 直接征象有：椎间盘向周围呈局限性膨隆，超出椎体外缘，椎间盘外缘曲线连续性中断，膨隆处密度与相应椎间盘一致，可呈舌样或半圆形，边缘规则；突出的椎间盘可有钙化，多与椎间盘相连；髓核游离碎片多位于硬膜外，密度高于硬膜囊。间接征象有：硬膜外脂肪间隙变窄或消失；硬膜囊前缘或侧方及神经根受压移位；硬脊膜囊受压变形，侧隐窝或椎间孔变窄。根据椎间盘突出髓核的方向分为后正中型、后外侧型和外侧型。

五、颅脑影像学检查

由于颅骨解剖结构的特点，X 线片在中枢神经系统诊断中应用价值小，临床常用的是 CT 或 MRI 检查。CT 由于操作便捷，对于颅内肿瘤、脓肿和肉芽肿、寄生虫病、颅脑外伤、颅内血肿、蛛网膜下腔出血、脑梗死、脑先天性畸形或发育不良及椎管内肿瘤能够做出定位和定性诊断。但由于其对脑部微小病灶及超急性期梗死灶的检出率不及头颅 MRI，因此神经系统肿瘤性疾病的诊断仍需要头颅 MRI 进行定位和定性诊断。

1. 脱髓鞘疾病在头颅核磁中的表现

脱髓鞘疾病是在头颅核磁检查中经常可以见到的影像学表现，多发性硬化是最常见的中枢神经系统脱髓鞘疾病。头颅核磁是最主要的检查方法。病灶主要位于侧脑室周围及深部的脑白质。横断面病灶表现为多发的圆形或类圆形，冠、矢状面呈条状，可垂直于侧脑室，临床称为“直角脱髓鞘征”，病灶多无占位效应，病变与周围组织界限清楚。活动期病灶可明显增强，但3个月左右强化会逐渐消失。

2. 脑梗死在影像学中的表现

脑梗死在脑血管病中发病率最高，最常见的是脑小动脉闭塞性梗死（即腔隙性脑梗死）。

1. 脑梗死在头颅CT中的表现

脑梗死的24小时内，头颅CT检查可以无阳性表现。如果梗死面积大，可表现为模糊的稍低密度区，部分病例可在早期出现梗死血管栓塞形成的高密度影，多见于大脑中动脉或颈内动脉。表现为动脉致密征。在脑梗死2～3周，由于梗死继发的脑水肿期，病灶模糊，与周围脑组织界限不清。脑梗死后期，随着坏死组织清除，可形成囊腔，CT表现为更低的密度灶。如腔隙性脑梗死，由于症状不明显，多在CT表现为小于1.5厘米的点状分布的低密度区。大的脑梗死在1个月后会出现相邻部位脑室、脑池或脑沟扩大，患侧大脑或小脑半球变小，中线向患侧移位。即脑萎缩表现。

2. 脑梗死在头颅核磁中的表现

在脑梗死6小时之内，头颅核磁即可发现高信号。脑梗死后期可表现为脑萎缩，梗死灶表现为脑软化灶，类似于脑脊液信号。因此，核磁能够早期诊断脑梗死，还可以判断脑梗死周边半暗带的位置和范围，以判断患者的病情和预后。

（崔健）

第十六节 血液检查结果分析

一、白细胞增多

送检项目（Tests）：血细胞形态 + 血常规 +CRP 组合

序号 检验项目	结果	参考值	单位	序号 检验项目	结果	参考值	单位
1.* 血细胞计数（WBC）	34.1 HH	3.5~9.5	10^9/L	12. 淋巴细胞百分数（Lym%）	5.3 ↓	20~40	%
2.* 红细胞计数（RBC）	3.92 ↓	4.3~5.8	10^12/L	13. 单核细胞百分数（Mon%）	2.7 ↓	3~10	%
3.* 血红蛋白（HGB）	124 ↓	130~175	g/L	14. 嗜碱细胞百分数（Bas%）	0.0	0~1.0	%
4.* 红细胞比容（HCT）	0.365↓	0.4~0.5		15. 嗜酸细胞百分数（Eos%）	0.1 ↓	0.4~8	%
5. 红细胞平均体积（MCV）	93.2	82~100	fL	16. 嗜中性粒细胞计数（Neut）	31.3 ↑	1.8~6.3	10^9/L
6. 平均红细胞血红蛋白含量（MCH）	31.7	27~34	pg	17. 淋巴细胞计数（Lym）	1.8	1.1~3.2	10^9/L
7. 红细胞平均血红蛋白浓度（MCHC）	341	316~354	g/L	18. 单核细胞计数（Mon）	0.9 ↑	0.1~0.6	10^9/L
8. 红细胞体积分布宽度（RDW）	12.9	11.6~354		19. 嗜碱性粒细胞（Bas）	0.00	0~0.06	10^9/L
9.* 血小板计数（PLT）	371 ↑	125~300	10^9/L	20. 嗜酸性粒细胞（Eos）	0.03	0.02~0.52	10^9/L
10. 血小板平均体积（MPV）	9.0	6.8~13.5	fL	21. 血细胞形态 O	未见异常		
11. 嗜中性粒细胞百分数（Neut%）	91.9 ↑	40~75	%	22.C 反应蛋白（CRP）	29.07 ↑	0~5	mg/L

1. 该化验单提示：白细胞增多。

2. 白细胞计数参考值：（4~10）$\times 10^9$/L。

3. 白细胞总数高于参考值（10×10^9/L）称白细胞增多。外周血白细胞可分为下列 5 种类型：中性粒细胞、淋巴细胞、单核细胞、嗜酸性粒细胞、嗜碱性粒细胞。白细胞总数的增多或减少主要受中性粒细胞数量的影响。

4. 白细胞增多、中性粒细胞增多主要见于如下情况：

（1）生理性增多

下午较早晨高。妊娠后期及分娩时、剧烈运动或劳动后、饱餐或淋浴后、高温或严寒等均可暂时性升高。

（2）病理性增多

①急性感染：特别是化脓性球菌（如金黄色葡萄球菌、溶血性链球菌、肺炎链球菌等）感染为最常见的原因。在某些极重度感染时，白细胞总数不但不高，反而会降低。

②严重的组织损伤及大量血细胞破坏：严重外伤、较大手术后、大面积烧伤、急性心肌梗死及严重的血管内溶血后 12 ~ 36 小时，白细胞总数及中性粒细胞可增多。

③急性大出血：在急性大出血后 1 ~ 2 小时内，白细胞计数及中性粒细胞会明显增多，特别是内出血时，白细胞计数可高达 20×10^9/L。

④急性中毒：代谢紊乱所致的代谢性中毒，如糖尿病酮症酸中毒、尿毒症和妊娠中毒症；急性化学物中毒，如急性铅、汞中毒及安眠药中毒等；生物毒素如昆虫毒、蛇毒、毒草中毒等白细胞及中性粒细胞均可增多。

⑤白血病、骨髓增殖性肿瘤及一些恶性实体瘤：急性白血病、慢性髓系白血病、真性红细胞增多症、原发性血小板增多症、骨髓纤维化、各类恶性肿瘤（消化道恶性肿瘤如肝癌、胃癌等）。

5. 健康指导

（1）该患者白细胞增多、中性粒细胞增多、C 反应蛋白增高，手工分类的血细胞形态未见异常，考虑是感染所致的可能性大，具体诊断需要进一步结合患者的病史和完善其他检查，寻找感染的证据；可以去感染科、呼吸科就诊，也可以去血液科就诊。

（2）发现白细胞增多要重视，但不必恐慌，毕竟恶性血液病的发病率并不高。

（3）发现白细胞增多记得及时到血液专科就诊，积极寻找病因，记得遵医嘱定期随诊。

二、白细胞减少

送检项目（Tests）：血常规 +CRP 组合　　　　标本状态（Sampie status）：未见异常

序号	检验项目	结果	参考值	单位
1.	* 血细胞计数（WBC）	2.9 ↓	3.5~9.5	10^9/L
2.	* 红细胞计数（RBC）	4.49	3.8~5.1	10^12/L
3.	* 血红蛋白（HGB）	117	115~150	g/L
4.	* 红细胞比容（HCT）	0.360	0.35~0.45	
5.	红细胞平均体积（MCV）	80.1 ↓	82~100	fL
6.	平均红细胞血红蛋白含量（MCH）	26.0 ↓	27~34	pg
7.	红细胞平均血红蛋白浓度（MCHC）	325	316~354	g/L
8.	红细胞体积分布宽度（RDW）	14.6 ↑	11.6~13.7	
9.	* 血小板计数（PLT）	261	125~300	10^9/L
10.	血小板平均体积（MPV）	8.7	6.8~13.5	fL
11.	嗜中性粒细胞百分数（Neut%）	39.8 ↓	40~75	%
12.	淋巴细胞百分数（Lym%)）	47.6	20~50	%
13.	单核细胞百分数（Mon%）	7.9	3~10	%
14.	嗜碱细胞百分数（Bas%）	0.7	0~1.0	%
15.	嗜酸细胞百分数（Eos%)	4.0	0.4~8	%
16.	嗜中性粒细胞计数（Neut）	1.1 ↓	1.8~6.3	10^9/L
17.	淋巴细胞计数（Lym）	1.4	1.1~3.2	10^9/L
18.	单核细胞计数（Mon）	0.2	0.1~0.6	10^9/L
19.	嗜碱性粒细胞（Bas）	0.02	0~0.06	10^9/L
20.	嗜酸性粒细胞（Eos）	0.12	0.02~0.52	10^9/L
21.	C 反应蛋白（CRP）	0.20	0~5	mg/L

1. 该化验单提示：白细胞减少。

2. 白细胞计数参考值：（4～10）×10^9/L，低于参考值（4×10^9/L）称白细胞减少。

3. 白细胞减少主要见于如下情况：

（1）感染：某些 G- 杆菌感染，如伤寒、副伤寒杆菌；某些病毒感染，如流感、病毒性肝炎、水痘、风疹、巨细胞病毒；原虫感染，如疟疾、黑热病。

（2）血液系统疾病：再生障碍性贫血、白血病、恶性组织细胞病、巨幼细胞性贫血、严重缺铁性贫血、阵发性睡眠性血红蛋白尿症、骨髓纤维化、骨髓转移癌等。

（3）物理化学因素：X 线、γ 射线、放射性核素，苯、铅、汞，氯霉素、磺胺类、抗肿瘤药、抗糖尿病药及抗甲状腺药等。

（4）单核巨噬细胞系统功能亢进：各种原因引起的脾肿大及其功能亢进，如门脉性肝硬化、淋巴瘤、Gaucher 病、Niemann –Pick 病。

（5）自身免疫性疾病：系统性红斑狼疮、干燥综合征等产生自身抗体致白细胞下降。

4. 健康指导

（1）发现白细胞减少要重视，但不必恐慌，毕竟恶性血液病的发病率并不高。

（2）发现白细胞减少记得及时到血液病专科就诊，积极寻找白细胞减少的原因，必要时完善骨髓象、免疫分型、基因、染色体等检查，记得遵医嘱定期随诊。

（3）治疗：病因不同则治疗方法也不同。重要的是找到白细胞减少的原因。

三、贫血

送检项目（Tests）：全血细胞计数 +5 分类监测 +C- 反应蛋白（CRP）测定　　　标本状态（Sampie status）：

序号　检验项目	结果	参考值	单位
1.* 血细胞计数（WBC）	6.5	3.5~9.5	10^9/L
2.* 红细胞计数（RBC）	4.00	3.8~5.1	10^12/L
3.* 血红蛋白（HGB）	65 ↓	115~150	g/L
4.* 红细胞比容（HCT）	0.225 ↓	0.35~0.45	
5. 红细胞平均体积（MCV）	56.4 ↓	82~100	fL
6. 平均红细胞血红蛋白含量（MCH）	16.4 ↓	27~34	pg
7. 红细胞平均血红蛋白浓度（MCHC）	290 ↓	316~354	g/L
8. 红细胞体积分布宽度（RDW）	26.9 ↑	11.6~13.7	
9.* 血小板计数（PLT）	363 ↑	125~350	10^9/L
10. 血小板平均体积（MPV）	8.3	6.8~13.5	fL
11. 嗜中性粒细胞百分数（Neut%）	68.8	40~75	%
12. 淋巴细胞百分数（Lym%）	21.8	20~50	%
13. 单核细胞百分数（Mon%）	5.2	3~10	%
14. 嗜碱细胞百分数（Bas%）	1.4 ↑	0~1.0	%
15. 嗜酸细胞百分数（Eos%）	2.8	0.4~8	%
16. 嗜中性粒细胞计数（Neut）	4.5	1.8~6.3	10^9/L
17. 淋巴细胞计数（Lym）	1.4	1.1~3.2	10^9/L
18. 单核细胞计数（Mon）	0.3	0.1~0.6	10^9/L
19. 嗜碱性粒细胞（Bas）	0.09 ↑	0~0.06	10^9/L
20. 嗜酸性粒细胞（Eos）	0.18	0.02~0.52	10^9/L
21.C 反应蛋白（CRP）	0.78	0~5	mg/L

1. 该化验结果提示：贫血。

2. 在我国海平面地区，成年男性血红蛋白＜ 120g/L，成年女性（非妊娠）血红蛋白＜ 110g/L，孕妇血红蛋白＜ 100g/L 称为贫血。

3. 贫血常常会有头痛、头晕、乏力、耳鸣、萎靡、失眠、多梦、耳鸣、眼花、记忆力减退、注意力不集中、脱发、心悸、胸憋、气紧、呼吸加快、纳差、腹胀、恶心、呕吐及皮肤苍白、干燥、无光泽等。因此很多患者的首诊科室不一定是血液科，相当一部分患者的首诊科室是神经内科、心内科、肾内科、消化科等。

4. 贫血常见于：营养不良、白血病、恶性淋巴瘤、慢性肾功能衰竭、慢性感染、消化道疾病等。

5. 结合 MCV、MCH 减低，白细胞、血小板计数正常，可能的诊断是缺铁性贫血，需要进一步详细询问患者的病史，了解是否存在缺铁的原因，如是否为特殊人群（妊娠期、哺乳期女性、生长发育期青少年、老年人等）、是否存在慢性失铁的原因（月经增多、胃肠疾病所致的慢性失血等）、是否存在摄入减少（节食等）等。进一步完善贫血系列（血清铁、铁蛋白、总铁结合力、转铁蛋白饱和度、叶酸、维生素 B_{12} 等）的检测，以及其他的引起贫血的病因检测。

6. 如何治疗贫血：找到贫血的病因，针对病因进行治疗。

7. 健康指导

（1）发现贫血，需要积极寻找贫血的原因。

（2）病因不同则治疗方法也不同。

（3）切记不要一见贫血就补铁：虽然缺铁性贫血发病率高，但并不是所有的贫血均是缺铁性贫血。

（4）轻度贫血也必须积极诊治：长期贫血会导致机体免疫力低下、乏力、失眠、易怒、体力及耐力下降、生活质量下降、贫血性心脏病，严重者甚至会诱发心肌梗死、脑梗死等严重后果。

（5）去血液科专科诊治，让医生帮助您解决上述问题。

四、红细胞增多症

送检项目（Tests）：全血细胞计数 +5 分类监测 +C- 反应蛋白（CRP）测定　　标本状态（Sampie status）：未见异常

序号	检验项目	结果		参考值	单位
1.*	血细胞计数（WBC）	7.4		3.5~9.5	10^9/L
2.*	红细胞计数（RBC）	5.53		4.3~5.8	10^12/L
3.*	血红蛋白（HGB）	184	↑	130~175	g/L
4.*	红细胞比容（HCT）	0.520	↑	0.4~0.5	
5.	红细胞平均体积（MCV）	94.2		82~100	fL
6.	平均红细胞血红蛋白含量（MCH）	33.4		27~34	pg
7.	红细胞平均血红蛋白浓度（MCHC）	355	↑	316~354	g/L
8.	红细胞体积分布宽度（RDW）	14.7	↑	11.6~13.7	
9.*	血小板计数（PLT）	168		125~350	10^9/L
10.	血小板平均体积（MPV）	8.9		6.8~13.5	fL
11.	嗜中性粒细胞百分数（Neut%）	71.1		40~75	%
12.	淋巴细胞百分数（Lym%）	18.1	↓	20~50	%
13.	单核细胞百分数（Mon%）	7.0		3~10	%
14.	嗜碱细胞百分数（Bas%）	0.4		0~1.0	%
15.	嗜酸细胞百分数（Eos%)	3.4		0.4~8	%

序号	检验项目	结果		参考值	单位
16.	嗜中性粒细胞计数（Neut）	5.3		1.8~6.3	10^9/L
17.	淋巴细胞计数（Lym）	1.3		1.1~3.2	10^9/L
18.	单核细胞计数（Mon）	0.5		0.1~0.6	10^9/L
19.	嗜碱性粒细胞（Bas）	0.03		0~0.06	10^9/L
20.	嗜酸性粒细胞（Eos）	0.25		0.02~0.52	10^9/L
21.	C 反应蛋白（CRP）	7.54	↑	0~5	mg/L

1. 该化验单提示：红细胞增高。

2. 定义：指单位容积血液中红细胞数及血红蛋白量高于参考值高限。

3. 参考值：成年男性红细胞数（4.0 ~ 5.5）× 10^{12}/L，血红蛋白 120 ~ 160 g/L；成年女性红细胞数（3.5 ~ 5.0）× 10^{12}/L，血红蛋白 110 ~ 150 g/L。

4. 红细胞增多常见的疾病可分为相对性增多和绝对性增多两类：

（1）相对性增多：是因血浆容量减少而使红细胞容量相对增加。见于：严重呕吐、腹泻、大量出汗、大面积烧伤、慢性肾上腺皮质功能减退、尿崩症、甲状腺功能亢进危象、糖尿病酮症酸中毒。

（2）绝对性增多：临床上称为“红细胞增多症”，按发病原因可分为继发性和原发性两类，后者称为“真性红细胞增多症”，是血液肿瘤的一种。

①继发性红细胞增多症：是血中红细胞生成素增多所致。

A. 红细胞生成素代偿性增加：生理性红细胞生成素代偿性增加见于胎儿及新生儿、高原地区居民；病理性增加见于严重的慢性心、肺部疾病如阻塞性肺气肿、肺源性心脏病、发绀型先天性心脏病，以及携氧能力低的异常血红蛋白病等。

B. 红细胞生成素非代偿性增加：与某些肿瘤或肾脏疾病有关，如肾癌、肝细胞癌、卵巢癌、肾胚胎瘤、肾上腺皮质腺瘤、子宫肌瘤及肾盂积水、多囊肾等。

②真性红细胞增多症：是一种以红细胞数量增多为主的骨髓增殖性肿瘤，可高达（7~10）$\times 10^{12}$/L，血红蛋白浓度达 180~240 g/L，白细胞和血小板也有不同程度的增多，全身总血容量也增加。

5. 健康指导

（1）积极完善检查，寻找红细胞增多的原因。

（2）病因不同则治疗方法也不同。

（3）根据病情，如果无禁忌证，可抗凝治疗，预防血栓形成。

（4）可放血治疗，或献血。

（5）尽快去血液科专科诊治，让医生帮助您解决上述问题。

五、血小板减少

送检项目（Tests）：全血细胞计数 +5 分类监测 +C- 反应蛋白（CRP）测定　　标本状态（Sampie status）：

序号　检验项目	结果	参考值	单位
1.* 血细胞计数（WBC）	6.3	3.5~9.5	10^9/L
2.* 红细胞计数（RBC）	4.05	3.8~5.1	10^12/L
3.* 血红蛋白（HGB）	129	115~150	g/L
4.* 红细胞比容（HCT）	0.378	0.35~0.45	
5. 红细胞平均体积（MCV）	93.2	82~100	fL
6. 平均红细胞血红蛋白含量（MCH）	31.8	27~34	pg
7. 红细胞平均血红蛋白浓度（MCHC）	341	316~354	g/L
8. 红细胞体积分布宽度（RDW）	12.6	11.6~13.7	
9.* 血小板计数（PLT）	18 ↓↓	125~350	10^9/L
10. 血小板平均体积（MPV）	12.9	6.8~13.5	fL
11. 嗜中性粒细胞百分数（Neut%）	69.3	40~75	%
12. 淋巴细胞百分数（Lym%)	18.6 ↓	20~50	%
13. 单核细胞百分数（Mon%）	8.3	3~10	%
14. 嗜碱细胞百分数（Bas%）	0.7	0~1.0	%
15. 嗜酸细胞百分数（Eos%)	3.1	0.4~8	%

序号　检验项目	结果	参考值	单位
16. 嗜中性粒细胞计数（Neut）	4.4	1.8~6.3	10^9/L
17. 淋巴细胞计数（Lym）	1.2	1.1~3.2	10^9/L
18. 单核细胞计数（Mon）	0.5	0.1~0.6	10^9/L
19. 嗜碱性粒细胞（Bas）	0.04	0~0.06	10^9/L
20. 嗜酸性粒细胞（Eos）	0.19	0.02~0.52	10^9/L
21.C 反应蛋白（CRP）	5.00	0~5	mg/L

1. 该化验单提示：血小板减少。

2. 血小板是外周血中的一种血细胞成分，主要参与止血功能。

3. 血小板计数参考值：（100~300）$\times 10^9$/L。

4. 血小板减少的临床意义：血小板计数低于 100×10^9/L 称为血小板减少。主要见于如下情况：

（1）血小板的生成障碍：见于再生障碍性贫血、放射性损伤、急性白血病、巨幼细胞贫血、骨髓纤维化晚期等。

（2）血小板破坏或消耗增多：见于免疫性血小板减少症（ITP）、系统性红斑狼疮（SLE）、淋巴瘤、上呼吸道感染、风疹、输血后血小板减少症、弥散性血管内凝血（DIC）、血栓性血小板减少性紫癜（TTP）、先天性血小板减少症。

（3）血小板分布异常：如脾肿大（肝硬化、Banti 综合征）、血液被稀释（输入大量库存血或大量血浆）等。

5. 健康指导

（1）积极完善检查，寻找血小板减少的原因。

（2）病因不同则治疗方法也不同。

（3）尽快去血液科专科诊治，让医生帮助您解决上述问题。

（4）血小板计数较低时，应卧床休息，避免磕碰、剧烈运动、情绪激动，加强自我防护，防止外伤。

（5）饮食上应以流质、软食、少渣饮食为主，同时要保持大便通畅，避免用力排便，必要时应用通便药物，如乳果糖、开塞露等。

（6）尽量着宽松衣物，避免皮肤受压而引起皮肤黏膜出血。

（7）合并心脑血管疾病患者，若病情许可，遵专科意见，及时停用可引起血小板减少或抑制其功能的药物，如阿司匹林、氯吡格雷等。

（8）高血压患者应控制好血压，避免出血风险增加。

（9）定期监测血小板计数，注意观察皮肤、黏膜有无出血，有无黑便等，当血小板计数进行性下降或有明显出血倾向时，应及时就医。

六、血小板增多

送检项目（Tests）：血常规 +CRP 组合　　标本状态（Sampie status）：

序号 检验项目	结果	参考值	单位	序号 检验项目	结果	参考值	单位
1.* 血细胞计数（WBC）	6.9	3.5~9.5	10^9/L	16. 嗜中性粒细胞计数（Neut）	4.2	1.8~6.3	10^9/L
2.* 红细胞计数（RBC）	5.21	4.3~5.8	10^12/L	17. 淋巴细胞计数（Lym）	2.2	1.1~3.2	10^9/L
3.* 血红蛋白（HGB）	161	130~175	g/L	18. 单核细胞计数（Mon）	0.3	0.1~0.6	10^9/L
4.* 红细胞比容（HCT）	0.472	0.4~0.5		19. 嗜碱性粒细胞（Bas）	0.04	0~0.06	10^9/L
5. 红细胞平均体积（MCV）	90.6	82~100	fL	20. 嗜酸性粒细胞（Eos）	0.12	0.02~0.52	10^9/L
6. 平均红细胞血红蛋白含量（MCH）	30.8	27~34	pg	21.C 反应蛋白（CRP）	0.20	0~5	mg/L
7. 红细胞平均血红蛋白浓度（MCHC）	340	316~354	g/L				
8. 红细胞体积分布宽度（RDW）	14.0 ↑	11.6~13.7					
9.* 血小板计数（PLT）	940 ↑	125~350	10^9/L				
10. 血小板平均体积（MPV）	8.9	6.8~13.5	fL				
11. 嗜中性粒细胞百分数（Neut%）	61.1	40~75	%				
12. 淋巴细胞百分数（Lym%）	32.2	20~50	%				
13. 单核细胞百分数（Mon%）	4.3	3~10	%				
14. 嗜碱细胞百分数（Bas%）	0.6	0~1.0	%				
15. 嗜酸细胞百分数（Eos%）	1.8	0.4~8	%				

1. 该化验单提示：血小板增多。

2. 血小板增多主要见于如下情况：

（1）原发性增多见于：骨髓增殖性肿瘤，如真性红细胞增多症、原发性血小板增多症、原发性骨髓纤维化早期及慢性髓系白血病等。

（2）反应性增多见于：急性感染、急性溶血、某些癌症患者，这种增多是轻度的，多在 500×10^9/L 以下。

3. 健康指导

（1）积极完善检查，寻找血小板增多的原因。

（2）病因不同则治疗方法也不同。

（3）尽快去血液科专科诊治，让医生帮助您解决上述问题。

（4）清淡饮食，既往有心脑血管疾病史，尤其是心肌梗死、脑梗死等疾病者，注意结合抗凝治疗。

七、淋巴细胞增多

送检项目（Tests）：血常规 +CRP 组合　　标本状态（Sampie status）：

序号	检验项目	结果	参考值	单位	序号	检验项目	结果	参考值	单位
1.*	血细胞计数（WBC）	52.5 HH	3.5~9.5	10^9/L	12.	淋巴细胞百分数（Lym%）	90.8 ↑	20~50	%
2.*	红细胞计数（RBC）	4.09 ↓	4.3~5.8	10^12/L	13.	单核细胞百分数（Mon%）	0.5 ↓	3~10	%
3.*	血红蛋白（HGB）	118 ↓	130~175	g/L	14.	嗜碱细胞百分数（Bas%）	0.1	0~1.0	%
4.*	红细胞比容（HCT）	0.372 ↓	0.4~0.5		15.	嗜酸细胞百分数（Eos%）	0.2 ↓	0.4~8	%
5.	红细胞平均体积（MCV）	91.0	82~100	fL	16.	嗜中性粒细胞计数（Neut）	4.4	1.8~6.3	10^9/L
6.	平均红细胞血红蛋白含量（MCH）	28.8	27~34	pg	17.	淋巴细胞计数（Lym）	47.7 ↑	1.1~3.2	10^9/L
7.	红细胞平均血红蛋白浓度（MCHC）	317	316~354	g/L	18.	单核细胞计数（Mon）	0.2	0.1~0.6	10^9/L
8.	红细胞体积分布宽度（RDW）	14.9 ↑	11.6~13.7		19.	嗜碱性粒细胞（Bas）	0.04	0~0.06	10^9/L
9.*	血小板计数（PLT）	140	125~350	10^9/L	20.	嗜酸性粒细胞（Eos）	0.12	0.02~0.52	10^9/L
10.	血小板平均体积（MPV）	10.4	6.8~13.5	fL	21.C	反应蛋白（CRP）	1.30	0~5	mg/L
11.	嗜中性粒细胞百分数（Neut%）	8.4 ↓	40~75	%					

1. 该化验提示：淋巴细胞增高。

2. 淋巴细胞是外周血白细胞分类中的一种。

3. 淋巴细胞计数参考值：20%~40%，绝对值为（0.8~4）$\times 10^9$/L。

4. 淋巴细胞增高主要见于如下情况：

（1）感染性疾病：主要为病毒感染，如麻疹、风疹、水痘、流行性腮腺炎、传染性单核细胞增多症、传染性淋巴细胞增多症、病毒性肝炎、流行性出血热，以及柯萨奇病毒、腺病毒、巨细胞病毒等感染，也可见于百日咳杆菌、结核分枝杆菌、布鲁菌、梅毒螺旋体、弓形体等的感染。

（2）成熟淋巴细胞肿瘤：成熟淋巴细胞的白血病和部分淋巴瘤。

（3）急性传染病的恢复期。

（4）移植排斥反应：见于移植物抗宿主反应（GVHR）或移植物抗宿主病（GVHD）。

（5）淋巴细胞比值相对增高的疾病：再生障碍性贫血、粒细胞减少症和粒细胞缺乏症。

（6）反应性淋巴细胞增多可见于：①感染性疾病。病毒性疾病尤其是 EB 病毒感染引起的传染性单核细胞增多症、流行性出血热、某些细菌性感染、螺旋体病、立克次体病或原虫感染（如疟疾）等疾病。②药物过敏。③输血、血液透析或体外循环术后，可能与巨细胞病毒感染有关。④其他疾病如免疫性疾病、粒细胞缺乏症、放射治疗等。

5. 健康指导

（1）积极完善检查，寻找淋巴细胞增多的原因。

（2）病因不同则治疗方法也不同：详细询问病史，完善感染相关检查；完善浅表及深部淋巴结检查。

（3）根据病情，必要时完善骨髓象、免疫分型、基因、荧光原位杂交技术（FISH）、染色体等检查。

（4）尽快去血液科专科诊治，让医生帮助您解决上述问题。

八、红细胞沉降率增高

送检项目（Tests）：红细胞沉降率（ESR）测定　　标本状态（Sampie status）：未见异常

序号　检测项目	Test	检测结果（Result）	单位（Unit）	参考值（Reference）
1. 红细胞沉降率	ESR	102 ↑	mm/h	0~15

1. 该化验单提示：红细胞沉降率增高。

2. 红细胞沉降率即血沉，是指红细胞在一定条件下的下降速度。血流中的红细胞因包膜表面的黏液所具有的负电荷等因素而相互排斥，使细胞之间的距离约为25nm，彼此分散悬浮而下沉缓慢。红细胞沉降的速度受多种因素影响，其中最基本的因素是红细胞缗钱状形成。

3. 影响形成缗钱状的因素

（1）血浆中各种蛋白的比例：白蛋白，球蛋白与纤维蛋白原，胆固醇、甘油三酯有促进作用，卵磷脂有抑制作用。

（2）红细胞数量和形状：红细胞减少时ESR加快；红细胞增多时ESR减慢；红细胞直径越大，ESR愈快；球形红细胞不易形成缗钱状，ESR减慢。

4. 红细胞沉降率参考值：0～15mm/h。

5. 血沉异常主要见于如下情况：

1）血沉生理性增快：＜ 12 岁的儿童，＞ 60 岁老年人，妇女月经期间。

2）血沉病理性增快

①感染性疾病：细菌性感染如肺炎、胃肠炎，血中急性反应期物质迅速增多，如 α2 巨球蛋白，C- 反应蛋白，α1 抗胰蛋白酶、纤维蛋白原等易致红细胞缗钱状聚集。炎症发生后 2~3 天即可见血沉增快。风湿热、结核病：纤维蛋白原及 Ig 含量↑，ESR ↑。临床上常采用 ESR 观察结核病及风湿热有无活动及动态变化。疾病活动期 ESR 加快，病变渐趋静止则 ESR 亦逐渐正常。

②恶性肿瘤：增长迅速的恶性肿瘤血沉增快可能与肿瘤细胞分泌糖蛋白（属球蛋白）、肿瘤组织坏死、继发感染贫血等因素有关；良性肿瘤血沉多正常。

③组织损伤或坏死时，如心肌梗死、脑梗死、手术创伤等；较大的组织损伤或手术创伤，或脏器梗死后造成的组织坏死均可引起血沉加快。故可借血沉结果鉴别功能性与器质性疾病，如急性心梗时血沉增快，而心绞痛则无改变。

④自身免疫性疾病：免疫系统对自身抗原产生持续和持久的免疫反应，导致自身组织细胞损伤或功能异常。如干燥综合征、系统性红斑狼疮、类风湿性关节炎等疾病活动期患者血沉会升高。

⑤各种原因导致血浆球蛋白相对或绝对增高：慢性肾炎、肝硬化、多发性骨髓瘤、巨球蛋白血症、淋巴瘤、系统性红斑狼疮 SLE、亚急性感染性心内膜炎、黑热病等。

⑥各种慢性刺激。

⑦其他：部分贫血患者，当 Hb ＜ 90g/L，ESR 轻度增高；动脉粥样

硬化、糖尿病、肾病综合征、黏液水肿等患者，血中胆固醇高，血沉亦见增快。

（2）血沉减慢：临床意义小。严重贫血、球形红细胞增多症、纤维蛋白含量重症缺乏时，血沉可减慢。

6. 健康指导

（1）积极完善检查，寻找血沉增高的原因：肿瘤、结缔组织病、感染性疾病、浆细胞疾病等。

（2）病因不同则治疗方法也不同。

（3）尽快去专科（血液科、风湿科、感染科等）诊治，让医生帮助您解决上述问题。

九、淋巴结肿大

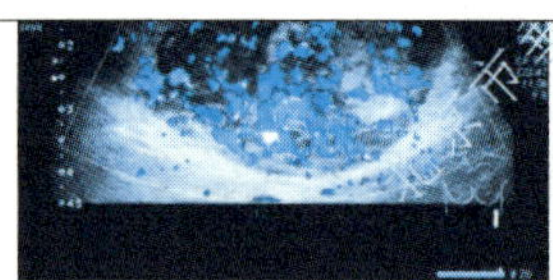

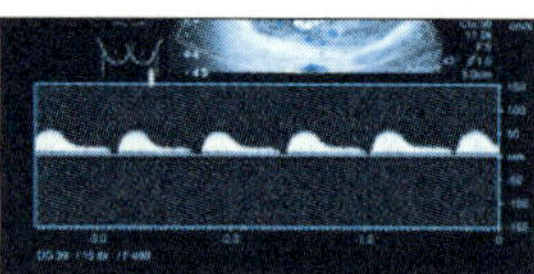

超声所见：

（备注：在超声报告中涉及的长度单位均为：mm；速度单位均为：cm/s；容积单位均为：ml。）

左侧腹股沟区可及多发低回声包块，大者范围约 58×54×37，边界欠清，形态不规则，局部呈分叶状，内部回声不均匀，呈高回声及低回声相间分布，CDFI：包块内部可及极丰富血流信号，可探及高阻动脉血流频谱。

右侧腹股沟区可及多个淋巴结，大者约 32×6，门样结构可见。CDFI：可及门型血流信号。

超声提示：

左侧腹股沟区多发占位性病变 -- 淋巴瘤？请结合临床其他检查

右侧腹股沟区淋巴结可见

1. 淋巴结是一种免疫器官，是淋巴细胞增殖与分化的场所。

2. 淋巴结肿大的原因，包括：

（1）感染性疾病（病毒感染、细菌感染、衣原体、螺旋体、寄生虫等感染）；如果伴有局部淋巴结明显疼痛，常提示急性炎症，如肿大淋巴结周围区域感染。

（2）恶性肿瘤（造血系统肿瘤、实体瘤淋巴结转移等）；若伴有低热、盗汗、体重减轻，需警惕淋巴结结核、淋巴瘤，尤其是伴有周期性发热的患者常提示恶性淋巴瘤；若为全身性淋巴结肿大、持续发热，需要排除传染性单核细胞增多症、急性白血病、组织细胞坏死性淋巴结炎等。

（3）自身免疫性疾病、内分泌疾病等。

3. 健康指导

（1）当我们发现淋巴结肿大时，如果伴有明显疼痛，或淋巴结体积进行性增大，尤其又伴发热、盗汗、体重减轻的时候应及时就诊。

（2）可选择就诊的科室：血液科、感染科、普外科、肿瘤科等。

十、血清铁蛋白异常

送检项目（Tests）：免疫组合五项＋铁蛋白（Fer）测定＋总铁结合力（TIBC）测定＋叶酸（FA）　　标本状态（Sampie status）：未见异常

序号	检验项目	结果	参考值	单位	序号	检验项目	结果	参考值	单位
1.	叶酸（FA）	7.5	＞3.2	ng/mL					
2.	维生素 B12（VitB12）	588.77	180~916	pg/mL					
3.	＊免疫球蛋白 G（IgG）	9.04	7~16	g/L					
4.	＊免疫球蛋白 A（IgA）	1.59	0.7~4.0	g/L					
5.	＊免疫球蛋白 M（IgM）	0.94	0.4~2.3	g/L					
6.	补体 C3（C3）	0.93	0.9~2.1	g/L					
7.	补体 C4（C4）	0.30	0.1~0.4	g/L					
8.	总铁结合力（TIBC）	45.16	45~75	umol/L					
9.	血清铁蛋白（Fet）	4203 ↑	30~220	ug/L					

（一）血清铁蛋白增高

1. 该化验单提示：血清铁蛋白增高。

2. 血清铁蛋白是去铁蛋白和铁核心 Fe^{3+} 形成的复合物，是铁的贮存形式，参与对造血和免疫系统的调控。

3. 血清铁蛋白参考值：男性＞ 336μg/L，女性＞ 307μg/L，血色病患者铁蛋白常＞ 1000μg/L。

4. 血清铁蛋白增高主要见于如下情况：

（1）铁蛋白增多可见于：血色素沉着症、恶性肿瘤、急性肝炎、急性感染、慢性肾病、戈谢病、慢性炎症性疾病等。

（2）原发性血色病、继发性铁负荷过多（如过多输血、不恰当铁剂治疗、溶血性贫血等）因铁贮存增加可检测到血清铁蛋白增高。这时候人体会将过多的铁储存在器官组织中（主要存在于肝脏、心脏和胰腺中）。此时患者会有如下表现：疲倦虚弱、体重减轻、腹痛、高血糖、色素沉着，或皮肤变成青铜色、性欲丧失、男性睾丸缩小、女性月经减少或缺失；随着时间的推移，可能会出现以下情况：关节炎、肝脏疾病或肝硬化（永久性疤痕形成）、肝脏肿大、糖尿病、甲状腺功能减退、心脏病、胰腺炎。这时候就可能需要去铁治疗。

（3）炎症或恶性病变：铁蛋白合成会增加，如许多恶性肿瘤细胞可以合成和分泌铁蛋白，如肝癌、肺癌、胰腺癌、白血病、霍奇金淋巴瘤、多发性骨髓瘤等。因而铁蛋白测定已成为恶性肿瘤辅助诊断的指标之一，血清铁蛋白虽无特异性，但除肝癌、胰腺癌中度升高外，其他消化道肿瘤如食管癌、胃癌、直结肠癌均不升高。

（4）甲状腺功能亢进症时铁蛋白合成也增加。

（5）当出现急性肝炎、慢性肝炎或其他肝病时，肝细胞受损而功能下降，同时组织内的铁蛋白释放也会增加，血清铁蛋白也明显增高。

（6）急性心肌梗死早期也会因组织内释放增加，出现铁蛋白升高。

5. 健康指导：当我们发现血清铁蛋白轻度升高时应当首先筛查甲状腺、肝脏等疾病，如果明显升高，还应当注意筛查是否存在恶性肿瘤，包括实体瘤和血液系统恶性肿瘤。反复输血的患者更应该定期监测铁蛋白。

（二）血清铁蛋白减低

送检项目（Tests）：贫血三项（总铁结合力、铁蛋白、转铁蛋白） 标本状态（Sampie status）：未见异常

序号	检验项目	结果	参考值	单位	序号	检验项目	结果	参考值	单位
1.	总铁结合力（TIBC）	76.26 ↑	45~75	umol/L					
2.	血清铁蛋白（Fet）	16 ↓	20~110	ug/L					
3.	转铁蛋白（TRF/T）	3.33	2.0~4.0	g/L					

1. 该化验单提示：血清铁蛋白减低。

2. 血清铁蛋白减低见于：一般铁蛋白减低可以诊断为铁缺乏，铁缺乏早期可仅表现为铁蛋白减低，铁蛋白含量测定是目前诊断隐性贫血最早、最准确的指标。

3. 健康指导

（1）寻找引起缺铁的原因。

（2）尽快血液科专科诊治。

（3）补铁治疗

①与维生素 C 同服：可以增加铁吸收率。

②鱼、肉类等可促进铁剂吸收。

③避免与其他药物同服：口服铁剂避免与其他药物（如钙剂和磷酸类、四环素类、抑酸等药物）同时服用，以免影响铁吸收。

④要注意不能与钙制剂混用：服用钙制剂 / 牛奶前后 1 小时内不可补铁，否则两者易反应生成难溶性的混合物，导致对铁的吸收率降低；补钙过量会影响铁的吸收。

⑤进食谷类、乳类和茶会抑制铁剂吸收：饮用茶和咖啡在一定程度上也会降低对非血红素类食品中铁的吸收；富含可可的食物也会抑制铁吸收，如巧克力、可可奶等。

⑥易出现胃肠道不适反应：服用口服铁剂后，可能出现恶心、腹痛、腹泻、便秘和黑便等胃肠道不适的症状，可以减量或暂停补铁，待症状好转后再恢复用药。

⑦口服铁剂有效的表现：外周网织红细胞计数增多，高峰在服药后5～10天，2周后血红蛋白上升，2个月左右恢复正常；不能“见好就收”，血红蛋白正常后还要补足贮存铁，继续口服4～6个月，待铁蛋白正常后再停药。

⑧静脉补铁：绝大多数患者口服补铁即可；但有少部分患者因口服铁剂不能耐受，或胃肠道正常解剖部位发生改变而影响铁吸收，无法获得较好的补铁效果，因此需要使用静脉补铁；静脉补铁时必须关注个别患者可能出现的铁过敏反应。

（4）缺铁的病因治疗（应尽可能地去除导致缺铁的病因）

①婴幼儿、青少年和妊娠妇女营养不足引起的缺铁，应改善饮食。

②月经过多引起的缺铁应及时至妇科或中医科就诊以调理月经。

③寄生虫感染者应予驱虫治疗。

④恶性肿瘤者应予手术或放化疗。

⑤消化性溃疡引起者应予抑酸治疗等。

十一、免疫球蛋白异常

送检项目（Tests）：免疫组合五项　　标本状态（Sampie status）：未见异常

序号	检验项目	结果	参考值	单位	序号	检验项目	结果	参考值	单位
1.	＊免疫球蛋白 G（IgG）	57.30 ↑	7~16	g/L					
2.	＊免疫球蛋白 A（IgA）	0.13 ↓	0.7~4.0	g/L					
3.	＊免疫球蛋白 M（IgM）	0.44	0.4~2.3	g/L					
4.	补体 C3（C3）	1.88	0.9~2.1	g/L					
5.	补体 C4（C4）	0.08 ↓	0.1~0.4	g/L					

1. 该化验单提示：免疫球蛋白升高。

2. 免疫球蛋白指具有抗体活性的动物蛋白，主要存在于血浆中，也见于其他体液、组织和一些分泌液中。人血浆内的免疫球蛋白大多数存在于丙种球蛋白（γ-球蛋白）中，免疫球蛋白可以分为 IgG、IgA、IgM、IgD、IgE 五类。IgG 能够引导机体形成再次免疫；IgA 是参与黏膜局部免疫的主要抗体，在泪液、唾液、初乳、支气管分泌液和胃肠道分泌液中分布较多；IgM 参与机体体液免疫应答，是血管内抗感染的重要抗体；IgD 可作为判断 B 细胞分化发育成熟的重要标志；IgE 能够引起 I 型超敏反应，可能和机体抗寄生虫免疫高度相关。

3. 免疫球蛋白参考值：参考值因年龄、性别、种族等因素而异，因此具体的参考值需要根据不同的实验室、检测方法、检测项目和目的来确定。

4. 免疫球蛋白临床意义

（1）免疫球蛋白在评估机体免疫功能、诊断自身免疫性疾病、协助诊断浆细胞疾病、监测疾病进展、评估疗效、指导治疗等方面有重要作用。

（2）免疫球蛋白升高见于

①浆细胞疾病：包括多发性骨髓瘤、浆细胞白血病、意义未明单克隆免疫球蛋白血症（MGUS）等。

②自身免疫性疾病：也就是俗称的“风湿病”，一般有 2 种以上的免疫球蛋白升高。

③肝脏病：可以有多个免疫球蛋白升高，但一般是多个免疫球蛋白升高。

4. 健康指导

（1）血液科就诊：进一步完善免疫固相电泳，除外浆细胞疾病；完善肝肾功能、心脏功能、红细胞沉降率等检查；完善影像学检查，明确全身骨骼情况，明确是否有骨质破坏、骨折等表现。

（2）风湿免疫科就诊：进一步完善风湿系列检查，除外结缔组织病。

（3）完善骨髓象、骨髓活检等检查；必要时完善免疫分型、基因、染色体、FISH 等检查。

（4）注意休息，清淡、清洁饮食，保持情绪稳定。

第十七节 生化检测结果分析

一、心肌酶升高

序号	检验项目	Test	检测结果（Result）	单位（Unit）	参考范围（Reference）
1.	（CCU）肌酸激酶同工酶（免疫法）	CK-MB	27.50 ↑	ng/mL	0.0~4.3
2.	（CCU）全血肌红蛋白测定	Myo	＞500 ↑	ng/mL	0.0~107
3.	（CCU）全血肌钙蛋白测定	cTnI	2.13 ↑	ng/mL	0.0~0.40
4.	（CCU）BNP（B 型钠酸肽）	BNP	502.00 ↑	ng/mL	0.0~100
5.	（CCU）D- 二聚体定量	DDIM	462.00 ↑	ng/mL	0.0~400

1. 该化验单提示：心肌酶升高，存在急性心肌梗死、心功能不全。

2. 心肌酶主要包括：肌钙蛋白 I（cTnI）、肌酸激酶同工酶（CK-MB）、肌红蛋白（MYO）、B 型利钠肽（即化验单中的“B 型钠酸肽”）（BNP）等指标。

3. 参考值

肌钙蛋白 I（cTnI）：0~0.4ng/mL。

肌酸激酶同工酶（CK-MB）：0~4.3ng/mL。

肌红蛋白（Myo）：0~107ng/mL。

BNP 应与临床信息结合应用：BNP ＜ 35 ng/L 者可排除慢性心衰；BNP ＜ 100 ng/L 者可排除急性心衰。BNP ＞ 400 ng/L 者可诊断急性心衰。肥胖患者（BMI ≥ 30 kg/m^2）BNP 排除心衰的界值应＜ 50 ng/L。房颤患者 BNP 诊断界值应提高 20%~30%。肾功能不全［eGFR < 60 mL/(min1.73m^2)］患者 BNP 排除心衰的界值应 < 200 ng/L。

4. 肌钙蛋白升高主要见于如下情况：

（1）心肌缺血性心肌损伤：冠脉斑块破裂、冠脉内血栓形成。

（2）心肌缺血氧供失衡型：快速性或缓慢性心律失常。

（3）心肌损伤：肥厚性心肌病、心源性或低血容量性或感染性休克、严重的呼吸衰竭、严重贫血、高血压、冠状动脉痉挛等。

（4）非心肌缺血性心肌损伤：心脏挫伤、外科手术、消融、除颤、心肌炎、心肌毒性药物等。

5. CK-MB 升高一般见于如下情况：

（1）心肌损伤：常见于急性心肌梗死、心肌炎、心衰及各种心肌病等，一般情况下，CK-MB 在心肌损伤 4 ~ 6 小时即可出现升高，24 小时达峰值，48 ~ 72 小时恢复正常，若未恢复，表明心肌损伤持续发展。

（2）药物原因：他汀是最常见的引起 CK-MB 增高的药物，主要与他汀肌溶解有关，故 CK 升高水平更明显。除此之外。某些麻醉药、镇静催眠类药物、乙醇、秋水仙碱等药物均可引起 CK 和 CK-MB 升高。

（3）运动影响：剧烈运动和锻炼可能会引起 CK 明显升高，同时伴有 CK-MB 不同程度的增高。

（4）发热：发热（尤其是高热）可以引起肌肉损伤，所以对于感染性发热者，如果 CK 轻度升高则不需特别处理。

（5）手术或挤压创伤：手术或挤压创伤也可导致肌肉损伤，从而使 CK 升高。

（6）其他系统疾病：肿瘤、脑部疾病、甲状腺功能减退、多发性肌炎、横纹肌溶解症、低钾血症等病变也会引起 CK 和 CK-MB 升高，需仔细鉴别。

6. BNP 水平升高主要见如下情况：

（1）生理性因素：年龄、性别。

（2）病理性因素：肾功能不全、房性心律失常、炎症、甲状腺功能亢进、心力衰竭、肺动脉高压、肺栓塞、右心室功能不全、急性冠脉综合征、瓣膜性疾病、容量不足或利尿过度、贫血或高输出状态、脓毒症和巨 proBNP 血症等。

（3）外源性因素：应用一些药物（沙库巴曲缬沙坦、奈西立肽等）。

7. 健康指导

该化验单提示患者出现急性心肌梗死，该病起病迅速且突然，病情变化快，危重程度高，应尽快至医院心内科、急诊科就诊，完善心电图、心脏超声等相关检查，遵医嘱用药，必要时行急诊冠脉造影检查及介入治疗。

二、电解质异常

（一）低钠低氯

序号	检验项目	Test	检测结果（Result）		单位（Unit）	参考范围（Reference）
1.	＊丙氨酸氨基转移酶	ALT	29.0		U/L	9~50
2.	＊葡萄糖	GLU	12.47	↑	mmol/L	3.9~6.1
3.	脂肪酶	LPS	106.0		U/L	73~393
4.	＊尿素	UN	8.6	↑	mmol/L	3.1~8.0
5.	＊肌酐（酶法）	CRE	78		umol/L	57~97
6.	＊钙	Ca	2.27		mmol/L	2.11~2.52
7.	＊钾	K	4.71		mmol/L	3.5~5.3
8.	＊纳	Na	127.8	↓	mmol/L	137~147
9.	＊氯	C1	93.8	↓	mmol/L	99~110
10.	二氧化碳结合力	CO2CP	22.6		mmol/L	21~32
11.	＊血淀粉酶	BAMY	32.0	↓	U/L	35~135
12.	肾小球滤过率	EGFR	105		mL/min	90~120

1. 该化验单可见：低钠低氯血症。

2. 参考值：血钠 137 ~ 147mmol/L，血氯 99 ~ 110mmol/L。

3. 低钠血症多见于：

（1）丢失过多：①肾性丢失，慢性肾衰竭多尿期和大量应用利尿剂。②皮肤黏膜性丢失，大量出汗、大面积烧伤时。③医源性丢失，浆膜腔穿刺丢失大量液体等。④胃肠道丢失，严重的呕吐、反复腹泻和胃肠引流等。

（2）体内水钠潴留：①饮水过多而导致血液稀释。②慢性肾衰竭、肝硬化失代偿期、急性或慢性肾衰竭少尿期。③尿崩症、剧烈疼痛、肾上腺皮质功能减退症等的抗利尿激素分泌过多。④高血糖或使用甘露醇导致血钠降低。

（3）消耗性低钠或摄入不足：①肺结核、肿瘤、肝硬化等慢性消耗性疾病。②饥饿、营养不良、长期低钠饮食及不恰当的输液等。

4. 低氯血症多见于：

（1）摄入不足：饥饿、营养不良、低盐治疗等。

（2）丢失过多：①严重呕吐、腹泻、胃肠引流等。②慢性肾衰竭、糖尿病及应用噻嗪类利尿剂，使氯由尿液排出增多。③慢性肾上腺皮质功能不全。④呼吸性酸中毒。

5. 健康指导

（1）调整饮食和运动：平时需要改变限盐的饮食习惯，可以适当增加钠盐的摄入量，富含钠离子的食物包括各种酱菜、酱豆腐、黄酱、泡菜、榨菜、松花蛋、海米、虾皮、挂面、酱油、浓缩鸡汤、肉汤等。同时建议多食用一些富含钾和镁的食物，如绿叶蔬菜、坚果、粗粮等。如有大量出汗、腹泻时应酌情增加食盐摄入量。避免刺激、生冷和油腻的食物，警惕腹泻和呕吐导致电解质紊乱进一步加重。长时间运动应控制摄水量，并及时补充含电解质的水。

（2）及时就诊：患者应及时就医，明确低钠低氯血症的病因及程度，可以在医生的指导下合理使用药物进行治疗，能够改善不适症状。此后应坚持定期复查电解质，不适随诊。

（二）高钠高氯

序号	检验项目	Test	检测结果（Result）		单位（Unit）	参考范围（Reference）
1.	＊丙氨酸氨基转移酶	ALT	23.0		U/L	7~40
2.	＊葡萄糖	GLU	12.70	↑	mmol/L	3.9~6.1
3.	脂肪酶	LPS	257.0		U/L	73~393
4.	＊尿素	UN	14.4	↑	mmol/L	3.1~8.8
5.	＊肌酐（酶法）	CRE	114	↑	umol/L	41~81
6.	＊钙	Ca	2.03	↓	mmol/L	2.11~2.52
7.	＊钾	K	4.91		mmol/L	3.5~5.3
8.	＊钠	Na	160.2	↑↑	mmol/L	137~147
9.	＊氯	C1	128.6	↑	mmol/L	99~110
10.	二氧化碳结合力	CO2CP	23.5		mmol/L	21~32
11.	＊血淀粉酶	BAMY	34.0	↓	U/L	35~135
12.	肾小球滤过率	EGFR	38	↓	mL/min	90~120

1. 该化验单可见：高钠高氯血症。

2. 参考值：血钠 137 ~ 147mmol/L，血氯 99 ~ 110mmol/L。

3. 高钠血症多见于：

（1）水分摄入不足：水源断绝、进食困难、昏迷等。

（2）水分丢失过多：大量出汗、烧伤、长期腹泻、呕吐、糖尿病性多尿、胃肠引流等。

（3）内分泌病变：抗利尿激素分泌增加，排尿排钠减少；肾上腺皮质功能亢进症，原发性或继发性醛固酮增多症，肾小管排钾保钠，使血钠增高。

（4）摄入过多：进食过量钠盐或输注大量高渗盐水；心脏复苏时输入过多的碳酸氢钠等。

4. 高氯血症多见于：

（1）排出减少：急性或慢性肾衰竭的少尿期、尿道或输尿管梗阻、心功能不全等。

（2）血液浓缩：频繁呕吐、反复腹泻、大量出汗等导致水分丧失、血液浓缩。

（3）吸收增加：肾上腺皮质功能亢进，如库欣综合征及长期应用糖皮质激素等。

（4）低蛋白血症：肾脏疾病时的尿蛋白排出增加，血浆蛋白质减少，使血氯增加，以补充血浆阴离子。

（5）摄入过多：食入或静脉补充大量的 NaCl、$CaCl_2$ 溶液等。

5. 健康指导

（1）饮食：在日常生活中要注意合理膳食，避免吃咸菜、腊肉等含盐量比较高的食物，可以适当多吃一些新鲜的水果、蔬菜，如苹果、西红柿等，有助于补充身体所需要的营养物质。

（2）饮水：由于高钠血症会导致体内的水分流失过多，所以平时一定要多喝水，能够促进机体的新陈代谢，有利于疾病的恢复。

（3）监测血压和心率：高钠血症可能会对心脏造成一定的负担，容易引发高血压、心脏病等症状。因此，在日常生活中要定期测量血压及心率，并且还要遵医嘱按时按量服用药物进行治疗，以免延误病情。

（4）若通过上述方式后，患者的症状仍没有得到改善，则需要及时到正规医院就诊，明确导致高钠高氯血症的原因，并积极配合医生治疗，以免延误病情。

（三）低钾低钙

序号	检验项目	Test	检测结果（Result）		单位（Unit）	参考范围（Reference）
1.	*丙氨酸氨基转移酶	ALT	17.0		U/L	9~50
2.	*葡萄糖	GLU	3.94		mmol/L	3.9~6.1
3.	脂肪酶	LPS	101.0		U/L	73~393
4.	*尿素	UN	2.5	↓	mmol/L	3.6~9.5
5.	*肌酐（酶法）	CRE	74		umol/L	57~111
6.	*钙	Ca	1.95	↓	mmol/L	2.11~2.52
7.	*钾	K	2.72	↓	mmol/L	3.5~5.3
8.	*纳	Na	135.6	↓	mmol/L	137~147
9.	*氯	Cl	103.0		mmol/L	99~110
10.	二氧化碳结合力	CO2CP	19.8	↓	mmol/L	21~32
11.	*血淀粉酶	BAMY	59.0		U/L	35~135
12.	肾小球滤过率	EGFR	78	↓	mL/min	90~120

1. 该化验单可见：低钾低钙血症。

2. 参考值：血钾 3.5 ~ 5.5mmol/L，血钙 2.11 ~ 2.52mmol/L。

3. 低钾血症多见于（血清钾低于 3.5mmol/L 时称为“低钾血症”）：

（1）钾离子分布异常：①细胞外钾内移，如应用大量胰岛素、低钾性周期性麻痹、碱中毒等。②细胞外液稀释：如心功能不全、肾性水肿或大量输入无钾盐液体时，导致血钾减低。

（2）丢失过多：①频繁呕吐、长期腹泻、胃肠引流等。②肾衰竭多尿期、肾小管性酸中毒、肾上腺皮质功能亢进症、醛固酮增多症等使钾丢失过多。③长期应用速尿、噻嗪类利尿剂等排钾利尿剂。

（3）摄入不足：①长期低钾饮食、禁食和厌食等。②饥饿、营养不良、吸收障碍等。

4. 低钙血症多见于：

（1）成骨作用增强：甲状旁腺功能减退症、恶性肿瘤骨转移等。

（2）吸收减少：佝偻病、婴儿手足搐搦症、骨质软化症等。

（3）摄入不足：长期低钙饮食。

（4）吸收不良：乳糜泻或小肠吸收不良综合征、阻塞性黄疸等，可因钙及 Vit D 吸收障碍而使血钙减低。

（5）其他：①急性和慢性肾衰竭、肾性佝偻病、肾病综合征、肾小管性酸中毒等。②急性坏死性胰腺炎。③妊娠后期及哺乳期需要的钙量增加，若补充不足时，会使血钙减低。

5. 健康指导

（1）低钾血症：应积极补钾治疗。①日常生活中多食高热量、高维生素及富含钾的肉类、水果、蔬菜等食物。②保持良好饮食及生活方式，避免嗜烟、酗酒、熬夜等。③不要过度运动，过度运动会导致大量出汗，加速钾的排出。④如同时服用影响钾代谢的药物则需缩短复查时间，以避免医源性高钾血症出现。⑤如果再次出现汗量增多、腹泻、多尿、感染等症状时，应积极至医院就诊。⑥若血钾偏低持续不能纠正，应及时就诊以明确原因。

（2）低钙血症：应积极补钙治疗。可通过①改善饮食：适当吃含钙量高的食物来补充，如排骨汤、虾皮、牛奶等。②口服药物：低血钙者也可以选择口服药物做治疗，可以遵医嘱口服维生素 D 滴剂、葡萄糖酸钙口服溶液、碳酸钙片等。③静脉输液：低血钙者在病情比较严重时，可以通过静脉输液做治疗达到快速补充作用，最好在医生指导下，通过静脉输入维 D_2 果糖酸钙注射液、葡萄糖酸钙注射液、氯化钙注射液等。④若持续性低钙血症不能纠正或有不适症状发作，应及时去医院就诊。

（四）高钾血症

序号	检验项目	Test	检测结果（Result）	单位（Unit）	参考范围（Reference）
1.	*葡萄糖	GLU	12.15 ↑	mmol/L	3.9~6.1
2.	*尿素	UN	29.2 ↑	mmol/L	3.6~9.5
3.	*肌酐（酶法）	CRE	100	umol/L	57~111
4.	*钾	K	5.87 ↑	mmol/L	3.5~5.3
5.	*纳	Na	147.0	mmol/L	137~147
6.	*氯	Cl	107.1	mmol/L	99~110
7.	二氧化碳结合力	CO2CP	16.9 ↓	mmol/L	21~32
8.	肾小球滤过率	EGFR	69 ↓	mL/min	90~120

1. 该化验单可见：高钾血症。

2. 血钾参考值：3.5 ~ 5.5mmol/L。

3. 高钾血症多见于（血钾超过 5.5mmol/L 时称为高钾血症）：

（1）摄入过多：高钾饮食、静脉输注大量钾盐、输入大量库存血液等。

（2）排出减少：①急性肾功能衰竭少尿期、肾上腺皮质功能减退症，导致肾小球排钾减少。②长期使用螺内酯、氨苯蝶啶等潴钾利尿剂。③远端肾小管上皮细胞泌钾障碍，如系统性红斑狼疮、肾移植术后、假性低醛固酮血症等。

（3）细胞内钾外移增多：①组织损伤和血细胞破坏，如严重溶血、大面积烧伤、挤压综合征等。②缺氧和酸中毒。③应用 β－受体阻滞剂、洋地黄类药物。④家族性高血钾性麻痹。⑤血浆晶体渗透压增高，如应用甘露醇、高渗葡萄糖盐水等静脉输液。

（4）假性高钾：①采血时上臂压迫时间过久（几分钟）、间歇性握拳产生的酸中毒，引起细胞内钾释放。②血管外溶血。③白细胞增多症：WBC > 500×10^9/L，标本放置后可因凝集而释放钾。④血小板增多症：PLT > 600×10^9/L 可引起高钾血症。

4. 健康指导

（1）高钾血症急性发作通常需要及时就诊，给予急诊处理以避免发生恶性心律失常等并发症，如检查发现血钾升高，请及时至医院就诊处理。

（2）对于慢性高钾血症患者而言，应适当限制高钾食物的摄入量，禁用含钾的盐及其他调味品，限制橘子、橙子、土豆、西红柿等高钾果蔬的摄入量，遵医嘱应用药物治疗，定期复查。

三、肾功能不全

序号	检验项目	Test	检测结果（Result）		单位（Unit）	参考范围（Reference）
1.	*葡萄糖	GLU	7.25	↑	mmol/L	3.9~6.1
2.	*尿素氮	BUN	31.6	↑	mmol/L	3.1~9.5
3.	*肌酐（酶法）	Cr	607	↑	umol/L	57~111
4.	*钾	K	3.95		mmol/L	3.5~5.3
5.	*钠	Na	134.7	↓	mmol/L	137~147
6.	*氯	Cl	94.1	↓	mmol/L	99~110
7.	二氧化碳结合力	CO2CP	19.6	↓	mmol/L	21~32
8.	肾小球滤过率	eGFR	7	↓	mL/min	90~120

1. 该化验单可见：尿素、血肌酐升高，肾小球滤过率降低，存在肾功能不全。

2. 参考值：血尿素氮（BUN）3.1 ~ 8.8mmol/L，血肌酐（Cr）41 ~ 81μmol/L，肾小球滤过率（eGFR）100 ± 10mL /（min · 1.73m^2），女性较男性略低。

3. 血中尿素氮增高多见于：

（1）器质性肾功能损害：各种原发性肾小球肾炎、肾盂肾炎、间质性肾炎、肾肿瘤、多囊肾等所致的急慢性肾衰竭。

（2）肾前性少尿：如严重脱水、大量腹水、心脏循环功能衰竭、肝肾综合征等导致的血容量不足、肾血流量减少致灌注不足而致少尿。

（3）蛋白质分解或摄入过多：如急性传染病、高热、上消化道大出血、大面积烧伤、严重创伤、大手术后和甲状腺功能亢进、高蛋白饮食等。

4. 血 Cr 增高见于：各种原因引起的肾小球滤过功能减退 。

（1）急性肾衰竭：血肌酐明显的进行性的升高为器质性损害的指标，可伴少尿或非少尿。

（2）慢性肾衰竭：血 Cr 升高程度与病变严重性一致。

肾衰竭代偿期，血 Cr ＜ 178 μ mol/L；肾衰竭失代偿期，血 Cr ＞ 178 μ mol/L；肾衰竭期，血 Cr ＞ 445 μ mol/L。

5. eGFR 降低常见于：急慢性肾衰竭、肾小球功能不全、肾动脉硬化、肾盂肾炎（晚期）、糖尿病（晚期）和高血压（晚期）、甲状腺功能减退、肾上腺皮质功能不全、糖皮质激素缺乏等。

6. 健康指导：肾功能不全患者首先要加强自我保健，锻炼身体，增强抗病能力，治疗原发病等，也要防止药物对肾脏的损害。此外，要注意观察身体的某些变化：如水肿、高血压、发热、乏力、食欲不振、贫血等，并观察尿的变化、尿量的多少，如果有以上不适，就应积极至医院就诊，做血液、尿液分析及肾功能测定、肾脏超声等，甚至要做肾脏穿刺活组织检查及肾脏影像学检查等，以明确肾脏病的病因、病理改变及肾功能的情况，为肾脏病的治疗及预后提供依据。

四、高尿酸血症

序号 检验项目	结果		参考值	单位
13.* 谷氨酰转肽酶（GGT）	72	↑	7~45	U/L
14.* 碱性磷酸酶（ALP）	117		50~135	U/L
15.* 乳酸脱氢酶（LDH）	1235	↑	120~250	U/L
16.a- 羟丁酸脱氢酶（HBDH）	435	↑	80~220	U/L
17.* 肌酸激酶（CK）	413	↑	40~200	U/L
18. 肌酸激酶同功酶（CK-MB）	81	↑	0~26	U/L
19.* 尿素（UN）	19.5	↑	3.1~8.8	mmol/L
20.* 肌酐（酶法）（CRE）	164	↑	41~81	umol/L
21.* 尿酸（UN）	647	↑	178~416	umol/L
22.* 钙（Ca）	1.96	↓	2.11~2.52	mmol/L
23.* 磷（P）	1.33		0.8~1.6	mmol/L
24. 镁（Mg）	1.08	↑	0.75~1.02	mmol/L

1. 该化验单可见：高尿酸血症。

2. 尿酸参考值：178 ~ 416 μ mol/L。

3. 血尿酸浓度升高多见于：

（1）肾小球滤过功能损伤：各种原因导致的肾病、肾功能不全。

（2）体内尿酸生成异常增多：常见为遗传性酶缺陷所致的原发性痛风，以及多种血液病、恶性肿瘤等因细胞大量破坏所致的继发性痛风。此外亦见于长期使用利尿剂和抗结核药吡嗪酰胺、慢性铅中毒和长期禁食者。

4. 健康指导

（1）饮食要减少摄入含嘌呤高的食物，如海鲜、炖肉的肉汤等。应该禁忌动物的内脏和酒，还要注意含糖的果汁饮料也是尿酸增高的很重要的原因之一，应减少摄入。除此以外，在饮食当中还要注意多吃新鲜蔬菜，大量饮水，建议饮水量每天要超过 2000mL，这样才能够促进尿酸代谢。

（2）痛风的发生往往都有一定诱因，如进食了大量的含嘌呤高的食物、过度劳累、寒冷、情绪急剧变化都有可能诱发。要注意保持规律的生活作息，不要熬夜。

（3）在注意了生活的方方面面之后，如果血尿酸水平仍然不能够降到正常的标准内，即需要去正规医院就诊，采用降低血尿酸的药物，这样才能够减少尿酸对人体的损害。

五、血糖异常

（一）高血糖症

序号	检验项目	Test	检测结果（Result）	单位（Unit）	参考范围（Reference）
1.	* 葡萄糖	GLU	12.15 ↑	mmol/L	3.9~6.1

1. 该化验单可见：空腹血糖升高。

2. 空腹血糖参考值：3.9 ~ 6.1mmol/L。

3. 血糖增高多见于（空腹血糖增高超过 7.0 mmol/L 时称为“高糖血症”）：

（1）生理性增高：餐后 1 ~ 2 小时、高糖饮食、剧烈运动、情绪激动、胃倾倒综合征等。

（2）病理性增高：①各型糖尿病。②内分泌疾病，如甲状腺功能亢进症、巨人症、肢端肥大症、皮质醇增多症、嗜铬细胞瘤和胰高血糖素瘤等。③应激性因素，如颅内压增高、颅脑损伤、中枢神经系统感染、心肌梗死、大面积烧伤、急性脑血管病等。④药物影响，如噻嗪类利尿剂、口服避孕药、泼尼松等。⑤肝脏和胰腺疾病，如严重的肝病、坏死性胰腺炎、胰腺癌等。⑥其他，如高热、呕吐、腹泻、脱水、麻醉和缺氧等。

4. 健康指导

（1）饮食：不要摄入糖分过高的食物，如西瓜、香蕉等水果及含糖高的点心、饮料等；还要少摄入碳水化合物，可适当增加非淀粉类蔬菜、水果、全谷类食物的摄入量；进餐应定时定量；增加膳食纤维的摄入量。

（2）运动：不要吃完饭后马上睡觉，建议轻微活动半小时之后再睡觉。适当多进行体育锻炼，但要避免过度劳累，最好能每天坚持做有氧运动，如慢跑、骑自行车或者做各种球类运动。

（3）戒烟限酒：建议不要吸烟及使用其他烟草类产品及电子烟，尽量减少二手烟暴露。建议限制饮酒，若饮酒则应计算酒精中所含的总能量，女性一天酒精量≤15g，男性≤25g（15g酒精相当于350mL啤酒、150mL葡萄酒或45mL蒸馏酒）。每周饮酒不超过2次，警惕酒精可能诱发的低血糖。

（4）就诊：发现血糖升高应及时就诊，明确血糖升高情况及原因，了解是否达到了糖尿病标准，是否有高血糖相关并发症出现，并在医生指导下进行生活方式调整及药物治疗，监测血糖变化。

（二）低血糖症

序号	检验项目	Test	检测结果（Result）	单位（Unit）	参考范围（Reference）
1.	*丙氨酸氨基转移酶	ALT	17.0	U/L	9~50
2.	*葡萄糖	GLU	2.11 ↓↓	mmol/L	3.9~6.1

1. 该化验单可见：空腹血糖降低。

2. 空腹血糖参考值：3.9 ~ 6.1mmol/L。

3. 血糖减低常见于（空腹血糖低于2.8mmol/L时称为“低糖血症”）：

（1）生理性减低：饥饿、长期剧烈运动、妊娠期等。

（2）病理性减低：①胰岛素过多，如胰岛素用量过大、口服降糖药、胰岛B细胞增生或肿瘤等。②对抗胰岛素的激素分泌不足，如肾上腺皮质激素、生长激素缺乏。③肝糖原贮存缺乏，如急性肝坏死、急性肝炎、肝癌、肝淤血等。④急性乙醇中毒。⑤先天性糖原代谢酶缺乏，如Ⅰ、Ⅲ型糖原累积病等。⑥消耗性疾病，如严重营养不良、恶病质等。⑦非降糖药物影响，如磺胺药、水杨酸、吲哚美辛等。⑧特发性低血糖。

4. 健康指导：发现低血糖，应立即进食甜食，必要时静脉补充葡萄糖，及时纠正低血糖，及时调整饮食结构及摄入量，建议前往内分泌科就诊，调整降糖药物。

六、甲状腺功能异常

（一）甲状腺功能亢进

序号 检验项目	结果	参考值	单位
1.* 三碘甲状腺原氨酸（TT3）	1.27	0.45~2.0	ng/mL
2.* 甲状腺素（TT4）	8.10	4.5~14.1	ug/dL
3.* 血清促甲状腺激素（TSH）	＜ 0.001 ↓	0.27~4.67	μ IU/mL
4.* 游离三碘甲状腺原氨酸（F-T3）	4.03	1.45~4.60	pg/mL
5.* 游离甲状腺素（F-T4）	1.27	0.71~1.85	ng/mL
6. 抗甲状腺球蛋白抗体（TGAb）测	38.3 ↑	＜ 60	IU/mL
7. 抗甲状腺过氧化物酶抗体（TPOAb）	1300.0 ↑	＜ 60	IU/mL

1. 该化验单可见：TSH 减低，TGAb 及 TPOAb 升高，考虑甲状腺功能亢进。

2. 促甲状腺激素参考值：0.27 ~ 4.67 μ IU/mL。

3. TSH 减低常见于：甲亢、继发性甲状腺功能减退（甲减）、腺垂体功能减退、皮质醇增多症、肢端肥大症等。过量应用糖皮质激素和抗甲状腺药物，也可使 TSH 减低。

4. 抗甲状腺球蛋白抗体（TGAb）升高多见于：

（1）桥本氏甲状腺炎：与其他甲状腺疾病相比，桥本氏甲状腺炎患者的特点是血液中甲状腺相关抗体水平升高。除甲状腺球蛋白抗体水平升高外，还可有甲状腺过氧化物酶抗体水平升高。

（2）弥漫性毒性甲状腺肿：与桥本氏甲状腺炎不同，本病甲状腺球蛋白抗体水平升高常伴有甲状腺功能改变，尤其是甲亢。

（3）其他甲状腺疾病：主要是过量摄入含碘食物所致，也可能是饮食不当所致。患者变得消瘦、情绪激动，还会伴有失眠、多梦、颈粗等症状。随着病情的加重，还会引起眼球突出。

5. 抗甲状腺过氧化物酶抗体（TPOAb）升高多见于：

（1）生理性因素：检查前应用免疫抑制剂、高脂血症者。

（2）病理性因素：原发性甲状腺功能减退、甲亢、系统性红斑狼疮等。

6. 健康指导

（1）注意休息，避免情绪激动，保证睡眠，饮食上注意低碘低盐饮食，多摄入高热量、高营养、高蛋白的饮食。

（2）患者应该戒烟酒，避免吸二手烟。

（3）应及时至医院就诊，遵医嘱按时口服抗甲亢的药物，需要定期到医院复查甲状腺功能，及时减量，以免药物过量。

（二）甲状腺功能减退

序号	检验项目	结果		参考值	单位
1.*	三碘甲状腺原氨酸（TT3）	0.44	↓	0.45~2.0	ng/mL
2.*	甲状腺素（TT4）	1.80	↓	4.5~14.1	ug/dL
3.*	血清促甲状腺激素（TSH）	65.162	↑	0.27~4.67	μIU/mL
4.*	游离三碘甲状腺原氨酸（F-T3）	1.77		1.45~4.60	pg/mL
5.*	游离甲状腺素（F-T4）	0.52	↓	0.71~1.85	ng/mL
6.	抗甲状腺球蛋白抗体（TGAb）测	5500.0	↑	＜60	IU/mL
7.	抗甲状腺过氧化物酶抗体（TPOA）	1300.0	↑	＜60	IU/mL

1. 该化验单提示：TSH 升高，TT_3、TT_4 减低，TGAb 及 TPOAb 升高，考虑甲状腺功能减退、桥本氏甲状腺炎。

2. 参考值：TT_4 4.5 ~ 14.1 uIU/mL，TT_3 0.45 ~ 2.0 uIU/mL。

3. TT_3 减低常见于：甲状腺功能减退、肢端肥大症、肝硬化、肾病综合征和使用雌激素等。

4. TT_4 减低常见于：甲减、缺碘性甲状腺肿、慢性淋巴细胞性甲状腺炎、低甲状腺素结合球蛋白血症等。另外，甲亢的治疗过程中、糖尿病酮症酸中毒、恶性肿瘤、心力衰竭等也可使 TT_4 减低。

TSH、TGAb 及 TPOAb 参考值及常见病同上。

5. 健康指导

（1）饮食：应限制脂肪摄入以降低血浆胆固醇的浓度；适当补充碘盐，但有的甲减患者是因摄入碘过多而造成的，不应一概而论，一定要辨证施治；避免食用卷心菜、白菜、油菜、木薯、核桃等食物，以免引起甲状腺肿大；供给足够的蛋白质，应多食用蛋类、乳类、肉类、鱼肉等，并注意植物性蛋白与动物性蛋白的互补。

（2）治疗：甲状腺功能减退应及时至医院就诊，完善检查以明确病因，遵医嘱规律服药，不随意增减药物剂量，并定期至医院复查以监测相关指标。

七、尿微量白蛋白升高

序号　检验项目	结果	参考值	单位
1. 尿微量白蛋白（MAL-A）	131.1 ↑	0~20	mg/L
2. 肌酐（尿）（CRE）	6.21 ↓	8.4~13.25	mmol/L
3. 尿微量白蛋白 / 肌酐（尿）（ACR）	21.11 ↑	0.49~2.05	mg/mmol

1. 该化验单提示：尿微量白蛋白、尿肌酐、ACR 升高，考虑存在肾功能损伤及微量白蛋白尿。

2. 参考值：尿微量白蛋白 < 20mg/L，尿肌酐 8.4 ~ 13.5mmol/L，ACR 0.49 ~ 2.05mg/mmol。

3. 尿微量白蛋白升高见于：①糖尿病，可作为早期糖尿病肾病的诊断指标。②大多数肾小球疾病、狼疮性肾炎、小管间质疾病等。③高血压、肥胖、高脂血症、吸烟、剧烈运动与饮酒。

4. 尿肌酐升高常见于:

（1）生理性因素：进食肉类、剧烈运动，或服用维生素 C、左旋多巴、甲基多巴等均可导致尿肌酐偏高。

（2）病理性因素: 甲状腺功能减退、糖尿病等。

5.ACR 升高常见于:

（1）糖尿病: 建议糖尿病患者定期进行 ACR 的检查(通常每 3 个月)。

（2）高血压及心血管疾病：如不稳定型心绞痛、心肌梗死、充血性心力衰竭等。

（3）肾病高危因素：如有相关肾脏遗传家族史或正在使用对肾脏有损伤的药物等情况，建议定期检测。

（4）妊娠：ACR 对妊娠期高血压及早期的妊娠期糖尿病肾病的诊断有显著意义，因此，建议妊娠期女性进行检测。

6. 健康指导

出现蛋白尿建议到肾内科进一步诊治，只有治愈原发病，才可以改善尿蛋白的现象。日常生活中，首先，要注意饮食，控制外源性蛋白质摄入。摄入过多的蛋白质，会加重肾脏肾小球基底膜损伤，从而导致尿中蛋白质增多。其次，要控制饮水量，不能喝过多的水，否则会加重肾脏负担，造成对肾脏的损伤，容易引起水肿。注意适当运动，激烈运动导致血流加速，也有可能损伤肾脏，导致尿液中蛋白质的增多。

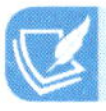

八、高胆固醇血症

送检项目（Tests）：生化 G（生化全项）+ 同型半胱氨酸（Hcy）测定　　标本状态（Sampie status）：未见异常

序号	检验项目	结果	参考值	单位	序号	检验项目	结果	参考值	单位
1.	*钾（K）	4.05	3.5~5.3	mmol/L	13.	低密度脂蛋白（LDL-C）	4.67	见附表	mmol/L
2.	*钠（Na）	140.2	137~147	mmol/L	14.	超敏 C- 反应蛋白（Ns-CRP）	0.57	0~5	mg/L
3.	*氯（Cl）	104.5	99~110	mmol/L	15.	肾小球滤过率（EGFR）	77 ↓	90~120	mL/min
4.	二氧化碳结合力（CO2CP）	25.4	21~32	mmol/L					
5.	*胆固醇（TCH）	6.21 ↑	3.6~5.7	mmol/L					
6.	*甘油三酯（TG）	1.36	0.72~1.75	mmol/L					
7.	载脂蛋白 A1（ApoA1）	1.20	1.00~1.60	g/L					
8.	载脂蛋白 B（ApoB）	1.21 ↑	0.60~1.10	g/L					
9.	脂蛋白（a）(LP（a）)	0.241	0~0.3	g/L					
10.	胆汁酸（TBA）	3.5	0~10	umol/L					
11.	血铁青（Iron）	18.40	7.8~32.2	μ mol/L					
12.	高密度脂蛋白（HDL-C）	1.31	0.83~1.96	mmol/L					

危险级别	疾病类型	
极高危者	急性冠脉综合征（ACS）；冠心病 / 缺血性脑卒中 / 周围动脉硬化合并糖尿病	< 1.8mmol/
高危者	冠心病；糖尿病；慢性肾病；缺血性脑卒中 / 一过性脑缺血发作；高血压合并 >= 2 各危险因素	< 2.6mmol/L
中危和低危者	1 个危险因素	< 3.4mmol/L
危险因素：男 >= 45 岁；女 >= 55 岁；吸烟；低 HDL-C；肥胖；早发缺血性心血管病家族史		
依据《中国成人血脂异常防治指南　（2016 年修订版）》		附表：不同患者 LDL-C 控制目标值

1. 该化验单提示：胆固醇及低密度脂蛋白显著升高。

2. 总胆固醇（TCH）是指血液中各脂蛋白所含胆固醇之总和。血清 TCH 水平受年龄、家族、性别、遗传、饮食、精神等多种因素影响。根据 TCH 高低及其引起心脑血管疾病的危险性分为合适水平、边缘水平和升高。作为诊断指标，TCH 不特异，也不灵敏，只能作为某些疾病，特别是动脉粥样硬化的一种危险因素。因此，测定 TCH 常作为动脉粥样硬化的预防、发病估计、疗效观察的参考指标。

3. LDL 经过化学修饰后，其中的 apoB-100 变性，通过清道夫受体（scavenger receptor）被吞噬细胞摄取，形成泡沫细胞并停留在血管壁内，导致大量胆固醇沉积，促使动脉壁形成动脉粥样硬化斑块，是导致动脉粥样硬化的因子。LDL 水平增高与冠心病发病呈正相关，可用于判断发生冠心病的危险性。

化验单 LDL-C 的参考值并未直接标出，是因为人与人的 LDL-C 目标值有很大差异，同一个人不同时期合并的疾病不一样，LDL-C 目标值可能也不一样。需进行动脉粥样硬化性心血管疾病（ASCVD）危险分层评估（即化验单附表）来判断 LDL-C 目标值。

4. TC 与 LDL-C 升高的常见原因

（1）甲状腺功能减退症、肾病综合征、阻塞性黄疸、肥胖症。

（2）应用雄激素、β－受体阻滞剂、糖皮质激素等。

（3）高脂饮食。富含胆固醇的食物有：动物内脏，如猪肝、牛肝、羊肝等；奶制品，如黄油、奶油、芝士等；蛋黄类等等。

（4）遗传因素：家族性高胆固醇血症（FH）属于单基因、常染色体遗传性胆固醇代谢异常。此类患者通常 LDL 大于 4.9mmol/L。

（5）妊娠期会出现生理性血脂增高。

5. 健康指导

需注意改善生活方式，到心内科或血脂管理门诊就诊。该患者经评估（根据化验单下方危险分层参照表），LDL 需降至 2.6mmol/L 以下，需应用降脂药物。

6. 常见疑问

（1）降脂药物是否需终身口服

如果通过饮食、运动、控制体重等方式，能将血脂控制到正常水平，自然可以不用吃降脂药，但是大多数人做不到。而且随着年龄增长，代谢水平会不断下降，血脂不可能自行降至正常，因此通常需要长期坚持药物治疗。

（2）降脂药物是否有依赖性？是否吃上就不能再停了

降脂药物不是毒品，没有依赖性。停用降脂药物后，随着药效消失，血脂会恢复至自身的实际水平。这就好比每天饿了后要吃饭，饭菜难道有依赖性吗？

（3）服用降脂药物后，是否可以不再关注饮食、运动

控制饮食、适当运动是降脂治疗的基础，给人带来的获益也并不仅

仅是血脂的改善。不控制饮食，一味只靠药物控制血脂是不可取的。

（4）有些患者改善生活方式后血脂还降不下来，但是怕药物有不良反应，不吃降脂药行不行

降脂药物确实可能存在一定不良反应，需要定期门诊复查、调整药物。但降脂治疗带来的获益远远高于风险。长期血脂升高如得不到有效控制，发生动脉硬化性疾病（如冠心病、中风、下肢动脉狭窄等）的风险会显著增高。

（5）不小心漏服了降脂药怎么办

高胆固醇血症相关的危害产生缓慢，长期血脂增高才会对血管产生影响，偶尔漏服影响不大，无需焦虑。

（6）吃降脂药多久需要复查

降脂治疗的过程中需要监测是否达到降脂目标值，并了解药物潜在的不良反应。每次调整降脂药物种类或剂量时，都应该在治疗 4 ~ 6 周后复查。如果血脂能达到目标值，且无药物不良反应，可逐步改成每 3 ~ 6 个月复查 1 次。

（7）中药里有没有能有效降脂的药物

血脂康是天然降脂药物，成分类似他汀，具有较好的安全性，但也需要定期监测相关化验指标。

（8）他汀不能和柚子一起吃吗

许多人认为他汀不应与西柚（葡萄柚）同时吃，因为两者同食可能会增加不良反应的发生率。

九、甘油三酯（TG）显著升高

送检项目（Tests）：生化 F（血脂系列 2）　　标本状态（Sampie status）：

序号	检验项目	结果	参考值	单位	序号	检验项目	结果	参考值	单位
1.	＊胆固醇（TCH）	9.99 ↑	3.6~5.7	mmol/L					
2.	＊甘油三酯（TG）	33.08↑	0.72~1.75	mmol/L					
3.	高密度脂蛋白（HDL-C）	2.01	0.83~1.96	mmol/L					
4.	低密度脂蛋白（LDL-C）	3.55	见附表	mmol/L					

危险级别	疾病类型	
极高危者	急性冠脉综合征（ACS）；冠心病 / 缺血性脑卒中 / 周围动脉硬化合并糖尿病	＜ 1.8mmol/
高危者	冠心病；糖尿病；慢性肾病；缺血性脑卒中 / 一过性脑缺血发作；高血压合并>= 2 各危险因素	＜ 2.6mmol/L
中危和低危者	1 个危险因素	＜ 3.4mmol/L
危险因素：男>= 45 岁；女>= 55 岁；吸烟；低 HDL-C；肥胖；早发缺血性心血管病家族史		
依据《中国成人血脂异常防治指南　（2016 年修订版）》		附表：不同患者 LDL-C 控制目标值

1. 该化验单提示：TG 显著升高。

2. 不同中心血脂检验受到试剂等因素的影响，参考值可能略有不同。本中心 TG 参考值 0.72 ~ 1.75mmol/L。

3. TG 高于参考值称为“高甘油三酯血症”。血清 TG 除受遗传因素影响外，后天因素也有明显影响，并与种族、年龄、性别及生活习惯（如饮食、运动等）有关，在个体内及个体间的波动较大，同一个体的 TG 水平受饮食和不同时间等因素的影响，故同一个体在多次测定时，TG 值可能有较大差异。TG 的半衰期短（5 ~ 15 分钟），进食高脂、高糖和高热量饮食后，外源性 TG 可明显增高，且以乳糜微粒的形式存在。乳糜微粒的分子较大，能使光线散射而使血浆浑浊，甚至呈乳糜样，称为“饮食性脂血”。因此，必须在空腹 12 ~ 16 小时后静脉采集 TG 测定标本，以排除和减少饮食的影响。

4. TG 升高的常见原因

（1）高脂、高糖、高热量饮食。

（2）肥胖症、糖尿病、甲状腺功能减退症、肾病综合征、阻塞性黄疸等。

（3）TG ＞ 10 mmol/L，可筛查 TG 相关基因。家族性高甘油三酯血症通常是参与 TG 代谢的脂蛋白脂酶（LPL）或 ApoC2 或 ApoA5 基因突变导致，表现为重度高 TG 血症（TG > 10 mmol/L），其发病率约为 1/100 万。轻中度高 TG 血症者通常具有多个基因突变特性。

（4）饮酒过量。

5. 健康指导

（1）改善生活方式：控制饮酒，饮酒对 TG 影响很大。低脂饮食，少吃油炸类食品，少吃火锅、炖猪蹄之类油脂含量高的食物，每天摄入烹调油不超过 25g，少吃坚果类（如瓜子），多吃新鲜蔬菜，晚餐控制总热量，适当增加粗粮。适当运动锻炼。饮食对 TG 的影响非常大，控制饮食后 TG 可显著下降。

（2）前往心内科门诊或者血脂门诊就诊，评估是否需口服药物。常见药物主要是贝特类（如非诺贝特）、烟酸类（如阿昔莫司）、鱼油等。

（3）糖尿病患者需严格控制血糖。血糖控制不佳时，也可能会导致 TG 难以控制。

十、脂蛋白（a）［Lp（a）］升高

序号	检验项目	结果	参考值	单位	序号	检验项目	结果	参考值	单位
1.	* 钠（Na）	142.6	137~147	mmol/L	13.	超敏 C- 反应蛋白（Ns-CRP）	0.80	0~5	mg/L
2.	* 氯（Cl）	106.2	99~110	mmol/L	14.	肾小球滤过率（EGFR）	127 ↑	90~120	mL/min
3.	二氧化碳结合力（CO2CP）	29.0	21~32	mmol/L					
4.	* 胆固醇（TCH）	3.87	3.6~5.7	mmol/L					
5.	* 甘油三酯（TG）	0.79	0.72~1.75	mmol/L					
6.	载脂蛋白 A1（ApoA1）	1.06	1.00~1.60	g/L					
7.	载脂蛋白 B（ApoB）	0.62	0.60~1.10	g/L					
8.	脂蛋白（a）[LP（a）]	0.350 ↑	0~0.3	g/L					
9.	胆汁酸（TBA）	4.1	0~10	μ mol/L					
10.	血铁青（Iron）	18.50	7.8~32.2	μ mol/L					
11.	高密度脂蛋白（HDL-C）	1.20	0.83~1.96	mmol/L					
12.	低密度脂蛋白（LDL-C）	2.08	见附表	mmol/L					

1. 该化验单提示脂蛋白（a）［LP（a）］升高。

2. LP（a）参考值：0 ~ 0.3g/L。

3. LP（a）的结构与 LDL 相似，可以携带大量的胆固醇结合于血管壁上，有促进动脉粥样硬化的作用。同时，LP（a）可促进血栓形成。

Lp（a）升高是冠心病、缺血性脑卒中、外周血管疾病、冠状动脉钙化及钙化性主动脉瓣狭窄等的独立危险因素。检测 LP（a）对早期识别动脉粥样硬化的危险性，特别是在 LDL-C 浓度升高的情况下具有重要价值。血清 Lp（a）浓度主要与遗传有关，正常人群中 Lp（a）水平呈明显偏态分布，且有地域和种族差异。

4. Lp（a）不受饮食和运动影响。改善生活方式通常无法降低 Lp（a）。

5. 一些药物能够有限地降低 Lp（a），如阿昔莫司、pcsk9 抑制剂等。

6. 目前一些能够针对性降低 Lp（a）的药物正在进行临床试验，以观察其有效性及安全性。

十一、肝功能异常

序号　检验项目	结果	参考值	单位	序号　检验项目	结果	参考值	单位
1.* 丙氨酸氨基转移酶（ALT）	73.5 ↑	9~50	U/L	13.* 谷氨酰转肽酶（GGT）	93 ↑	10~60	U/L
2.* 天安定氨酸氨基转移酶（AST）	41.8 ↑	15~40	U/L	14.* 碱性磷酸酶（ALP）	119	45~125	U/L
3. 血清同型半胱氨酸测定（HCY）	30.22 ↑	0~15	μ mol/L	15.* 乳酸脱氢酶（LDH）	195	120~250	U/L
4.* 葡萄糖（GLU）	8.10 ↑	3.9~6.1	mmol/L	16.a- 羟丁酸脱氢酶（HBDH）	127	80~220	U/L
5. 谷草 / 谷丙（S/L）	0.6 ↓	0.8~1.5		17.* 肌酸激酶（CK）	91	50~310	U/L
6.* 总蛋白（TP）	72.2	65~85	g/L	18. 肌酸激酶同功酶（CK-MB）	18	0~26	U/L
7.* 白蛋白（溴甲酚绿法）（ALB）	46.2	40~55	g/L	19.* 尿素（UN）	4.1	3.1~8.0	nmol/L
8. 球蛋白（GLO）	26.0	20~40	g/L	20.* 肌酐（酶法）（CRE）	76	57~97	umol/L
9. 白蛋白 / 球蛋白（A/G）	1.78	1.2~2.4		21.* 尿酸（UN）	441 ↑	178~416	umol/L
10. 总胆红素（TBIL）	10.7	1.7~20.5	μ mol/L	22.* 钙（Ca）	2.30	2.11~2.52	nmol/L
11. 直接胆红素（DBIL）	4.7	0~6.84	μ mol/L	23.* 磷（P）	1.36	0.8~1.6	nmol/L
12. 间接胆红素（IBIL）	6.0	1.7~13.7	μ mol/L	24. 镁（Mg）	0.82	0.75~1.02	nmol/L

1. 该化验单提示：丙氨酸氨基转移酶（ALT）、天安定氨酸氨基转移酶（AST）、谷氨酸转肽酶（GGT）升高，考虑肝功异常。

2. 参考值：ALT 9 ~ 50U/L，AST 15 ~ 40U/L。

3. ALT、AST 升高的常见原因

（1）急性病毒性肝炎：ALT 与 AST 均显著升高，可达正常上限的 20 ~ 50 倍，甚至 100 倍，但 ALT 升高更明显。但转氨酶的升高程度与肝脏损伤的严重程度无关。急性重症肝炎时，病程初期转氨酶升高，以AST升高显著；在症状恶化时，黄疸进行性加深，酶活性反而降低，即出现“胆酶分离”现象，提示肝细胞严重坏死，预后不佳。

（2）慢性病毒性肝炎：转氨酶轻度上升（100～200U/L）或正常，ALT/AST > 1。若AST升高较ALT显著，即ALT/AST < 1，提示慢性肝炎可能进入活动期。

（3）酒精性肝病、药物性肝炎、脂肪肝、肝癌等非病毒性肝病，转氨酶轻度升高或正常，且ALT/AST < 1。

（4）肝硬化：转氨酶活性取决于肝细胞进行性坏死程度，终末期肝硬化转氨酶活性正常或降低。

（5）肝内、外胆汁淤积，转氨酶活性通常正常或轻度上升。

（6）急性心肌梗死后6～8小时，AST增高，18～24小时达高峰，其值可达参考值上限的4～10倍，与心肌坏死范围和程度有关，4～5天后恢复，若再次增高提示梗死范围扩大或新的梗死发生。其他疾病：如骨骼肌疾病（皮肌炎、进行性肌萎缩）、肺梗死、肾梗死、胰梗死、休克及传染性单核细胞增多症，转氨酶轻度升高（50～200U/L）。

4. 健康指导

该患者ALT及AST升高均不到2倍，可到消化科门诊就诊。除加用保肝药物外（如水飞蓟素、葡醛内酯、双环醇等），需完善腹部超声等检查，排查肝功异常的原因。常见原因有：药物所致、脂肪肝、肝炎等。如存在肝硬化，需完善肝弹性检查。

5.GGT参考值：10～60U/L。

6.GGT升高的常见原因

（1）胆道阻塞性疾病：原发性胆汁性肝硬化、硬化性胆管炎等所致的慢性胆汁淤积，肝癌时由于肝内阻塞，诱使肝细胞产生多量GGT，同时癌细胞也合成 GGT，均可使 GGT 明显升高，可达参考值上限的 10 倍以上。此时 GGT 及血清胆红素呈平行增加。

（2）急性和慢性病毒性肝炎、肝硬化：急性肝炎时，GGT 呈中等程度升高；慢性肝炎、肝硬化的非活动期，酶活性正常，若 GGT 持续升高，提示病变活动或病情恶化。

（3）急性和慢性酒精性肝炎、药物性肝炎：GGT 可呈明显或中度以上升高（300 ~ 1000U/L），ALT 和 AST 仅轻度增高，甚至正常。酗酒者戒酒后 GGT 可随之下降。

（4）其他：脂肪肝、胰腺炎、胰腺肿瘤、前列腺肿瘤等 GGT 亦可轻度增高。

7. 结合患者有脂肪肝的病史，可能 GGT 升高与脂肪肝有关。

8. 同型半胱氨酸增高，可考虑补充叶酸，注意复查。

9. 空腹静脉血糖大于 7mmol/L，考虑糖尿病可能，注意复查，及时前往内分泌科就诊。

10. 尿酸升高，需要低嘌呤饮食，适当多饮水，注意复查，必要时加用降尿酸药物。

11. 胆固醇稍低，无须处理。

十二、胆红素升高化验单

序号 检验项目	结果	参考值	单位	序号 检验项目	结果	参考值	单位
1. β2- 微球蛋白（β2-MG）	2.11	1.38~3.66	mg/L	13. 间接胆红素（IBIL）	17.5 ↑	1.7~13.7	umol/L
2. 腺苷脱氨酶（ADA）	6.9	4~18	U/L	14.* 谷氨酰转肽酶（GGT）	31	10~60	U/L
3.* 丙氨酸氨基转移酶（ALT）	37.3	9~50	U/L	15.* 碱性磷酸酶（ALP）	62	45~125	U/L
4.* 天安定氨酸氨基转移酶（AST）	22.9	15~40	U/L	16. 胆碱酯酶（CHE）	10.84	3.7~13.2	KU/L
5.* 葡萄糖（GLU）	4.90	3.9~6.1	mmol/L	17.* 肌酸激酶（CK）	62	50~310	U/L
6. 谷草 / 谷丙（S/L）	0.6 ↓	0.8~1.5		18.* 尿素（UN）	4.8	3.1~8.0	mmol/L
7.* 总蛋白（TP）	78.3	65~85	g/L	19.* 肌酐（酶法）（CRE）	69	57~97	umol/L
8.* 白蛋白（溴甲酚绿法）（ALB）	49.7	40~55	g/L	20.* 尿酸（UN）	368	178~416	umol/L
9. 球蛋白（GLO）	28.6	20~40	g/L	21.* 钙（Ca）	2.32	2.11~2.52	mmol/L
10. 白蛋白 / 球蛋白（A/G）	1.74	1.2~2.4		22.* 胆固醇（TCH）	4.35	3.6~5.7	mmol/L
11. 总胆红素（TBIL）	26.1 ↑	1.7~20.5	umol/L	23.* 甘油三酯（TG）	0.62 ↓	0.72~1.75	mmol/L
12. 直接胆红素（DBIL）	8.6 ↑	0~6.84	umol/L	24. 胆汁酸（TBA）	2.3	0~10	umol/L

1. 该化验单提示：胆红素升高。

2. 总胆红素参考值：1.7 ~ 20.5umol/L。

3. 总胆红素（STB）升高

（1）判断有无黄疸、黄疸程度及演变过程：当 STB ＞ 17. 1μmol/L，但＜ 34. 2μmol/L 时为隐性黄疸或亚临床黄疸；34.2 ~ 171μmol/L 为轻度黄疸，171 ~ 342μmol/L 为中度黄疸，＞ 342μmol/L 为重度黄疸。在病程中检测可以判断疗效和指导治疗。

（2）根据黄疸程度推断黄疸病因：溶血性黄疸通常＜ 85. 5μmol/L，肝细胞黄疸为 17. 1~171μmool/L，不完全性梗阻性黄疸为 171 ~ 265μmol/L，完全性梗阻性黄疸通常＞ 342μmol/L。

（3）根据总胆红素、直接及间接胆红素升高程度判断黄疸类型：若 STB 增高伴间接胆红素明显增高为溶血性黄疸，总胆红素增高伴直接胆红素明显升高为胆汁淤积性黄疸，三者均增高为肝细胞性黄疸。

4. 该化验单总胆红素、直接胆红素、间接胆红素均升高，但升高不到 2 倍，考虑可能存在轻微肝细胞损伤，需到消化科门诊就诊，复查胆红素水平，必要时需行进一步检查。

第十八节 肿瘤标志物、免疫、传染病检测结果分析

一、鳞状上皮细胞癌抗原（SCCA）

送检项目（Tests）：肿瘤标志物组合　　标本状态（Sampie status）：未见异常

序号 检验项目	结果	参考值	单位	序号 检验项目	结果	参考值	单位
1. 肿瘤标志物 CA125（CA125）	4.1	＜35	U/mL				
2. 肿瘤标志物 CA199（CA199）	6.4	＜37	U/mL				
3.* 癌胚抗原（CEA）	0.9	＜10	ng/mL				
4.* 甲胎蛋白（进口）（AFP）	1.8	＜10.9	ng/mL				
5. 鳞状上皮细胞癌抗原（SCCA）	5.90 ↑	≤1.5	ng/mL				

1. 该化验单提示：鳞状上皮细胞癌抗原升高。

2. 鳞状上皮细胞癌抗原参考值：≤ 1.5ng/mL。

3. 鳞状上皮细胞癌抗原超过正常参考值范围提示鳞状上皮细胞癌抗原升高。鳞状上皮细胞癌抗原存在于子宫、子宫颈、肺、头颈等鳞状上皮细胞癌的细胞浆中，特别在非角化癌的细胞中含量更丰富。鳞状上皮细胞癌抗原是最早用于诊断鳞癌的肿瘤标志物。

4. 鳞状上皮细胞癌抗原升高可见于：

（1）血清中 SCCA 水平升高，可见于 25%～75%的肺鳞状细胞癌、30%的 I 期食管癌、89%的 III 期食管癌、83%的宫颈癌。血清 SCCA 浓度与宫颈鳞癌分期、肿瘤体积、治疗后肿瘤残余、肿瘤复发和病情进展、肿瘤患者生存率有关，美国国家临床生化学会（NACB）推荐将 SCCA 用于宫颈鳞癌患者的预后评估、疗效监测和肿瘤复发。临床上也常用于监测肺鳞状细胞癌、食管癌等的治疗效果、复发、转移或评价预后。

（2）有一部分良性疾患如银屑病、天疱疮、特应性皮炎等皮肤疾病、肾功能不全、良性肝病、乳腺良性疾病、上呼吸道感染性疾病等也可引起 SCCA 浓度升高。

（3）SCCA 虽然不受性别、年龄、吸烟的影响，但因它在皮肤表面的中层细胞内高浓度存在，因而由采血技术可引起假阳性。此外，汗液、唾液或其他体液污染亦会引起假阳性。

5. 健康指导

如果体检中发现鳞状上皮细胞癌抗原升高，要及时就诊，定期复查并观察指标变化趋势，不能独立地看待每一个肿瘤标志物，要根据患者有无肿瘤家族史，有无相应的肿瘤的临床表现，具体情况具体分析，还要结合其他的化验检查、影像学检查综合判断，如不能明确诊断，需定期随访异常的肿瘤标志物。

二、甲胎蛋白（AFP）

送检项目（Tests）：肿瘤标志物组合　　标本状态（Sampie status）：

序号 检验项目	结果	参考值	单位	序号 检验项目	结果	参考值	单位
1. 肿瘤标志物 CA125（CA125）	8.1	＜35	U/mL				
2. 肿瘤标志物 CA199（CA199）	7.0	＜37	U/mL				
3.* 癌胚抗原（CEA）	0.4	＜10	ng/mL				
4.* 甲胎蛋白（进口）（AFP）	13.1 ↑	＜10.9	ng/mL				
5. 鳞状上皮细胞癌抗原（SCC）	0.50	≤1.5	ng/mL				

1. 该化验单提示：甲胎蛋白水平升高。

2. 甲胎蛋白正常参考值：＜ 10.9ng/mL。

3. 甲胎蛋白水平超过正常参考值范围提示甲胎蛋白检测值升高。甲胎蛋白是在胎儿早期由肝脏和卵黄囊合成的一种血清糖蛋白，它属于白蛋白家族，出生后 AFP 的合成很快受到抑制，在成人血清中含量极低。甲胎蛋白与肝癌及多种肿瘤的发生发展密切相关，在多种肿瘤中均可表现出较高浓度，当肝细胞或生殖腺胚胎组织发生恶性病变时，有关基因重新被激活，使原来已丧失合成 AFP 能力的细胞又重新开始合成，以致血中 AFP 的含量明显升高。因此血中 AFP 浓度检测对诊断肝细胞癌及滋养细胞恶性肿瘤有重要的临床价值。

4. 甲胎蛋白水平升高可见于:

（1）原发性肝细胞癌时患者血清 AFP 增高。阳性率为 67.8%~74.4%。约 50%的患者 AFP > 300μg/L，但约有 18%的原发性肝癌患者 AFP 不升高。

（2）生殖腺胚胎肿瘤（睾丸癌、卵巢癌、畸胎瘤等）、胰腺癌、胃癌、肠癌、肺癌时血中 AFP 含量也可升高。

（3）急慢性肝炎、肝硬化等良性肝病时 AFP 有不同程度的升高，通常 AFP < 300μg/L。一般良性肝病 AFP 含量增多是一过性的，一般持续 2~3 周，而恶性肿瘤则持续性升高。

（4）甲胎蛋白由新生的幼稚肝细胞分泌，胎儿的肝细胞没有发育（分化）完全，分泌的甲胎蛋白量很大，可通过脐带血进入母体血液中，所以妊娠期孕妇的甲胎蛋白会呈阳性。妊娠 3~4 个月，孕妇 AFP 开始升高，7~8 个月达高峰，但多低于 400μg/L，分娩后 3 周恢复正常。胎儿神经管畸形、双胎、先兆流产等均会使孕妇血液和羊水中的 AFP 升高。

5. 健康指导

如果体检中发现甲胎蛋白升高，要及时就诊，甲胎蛋白在肝脏肿瘤中的特异性强，完善肝脏相关的检测，除外肝脏的肿瘤，甲胎蛋白还存在于其他肿瘤中，也要除外特殊生理情况引起的甲胎蛋白升高。一定要去专科就诊，根据有无肿瘤家族史、有无相应的肿瘤的临床表现，具体情况具体分析，让医生依据情况综合判断，还要针对性的完善化验检查、影像学检查，如不能明确诊断，需定期随访异常的肿瘤标志物。

三、前列腺特异抗原

送检项目（Tests）：前列腺组合　　　　标本状态（Sampie status）：

序号	检验项目	Test	检测结果（Result）	单位（Unit）	参考范围（Reference）
1.	* 前列腺特异抗原	PSA	16.010 ↑	ng/mL	0~4
2.	游离 PSA	FPSA	2.470 ↑	ng/mL	0~1

1. 该化验单提示：前列腺特异抗原水平升高。

2. 前列腺特异抗原正常参考值：0 ~ 4ng/mL。

3. 前列腺特异抗原水平超过正常参考值上限 4ng/mL 提示前列腺特异抗原检测值升高。前列腺特异抗原是一种由前列腺分泌的单链糖蛋白，它存在于前列腺管道的上皮细胞中，在前列腺癌时可见 PSA 血清水平明显升高。血清总 PSA（t–PSA）中有 80% 以结合形式存在，称“复合 PSA（c–PSA）”；20% 以游离形式存在，称“游离 PSA（f–PSA）”。t–PSA 及 f–PSA 升高，而 f–PSA / t–PSA 比值降低，提示前列腺癌。

4. 前列腺特异抗原水平升高可见于：

（1）前列腺癌时 60% ~ 90% 患者血清 t–PSA 水平明显升高；当行外科切除术后，90% 患者血清 t–PSA 水平明显降低。

（2）若前列腺癌切除术后 t– PSA 浓度无明显降低或再次升高，提示肿瘤转移或复发。前列腺增生、前列腺炎等良性疾患，约有 14% 的患者血清 t –PSA 轻度升高（一般 4.0 ~ 10.0 μ g/L ），此时应注意鉴别。

（3）当 t–PSA 处于 4.0 ~ 10.0pg/L 时，f–PSA / t–PSA 比值对诊断更有价值，若 f–PSA/t–PSA 比值＜ 0.1 提示前列腺癌。

（4）肛门指诊、前列腺按摩、膀胱镜等检查及前列腺手术会引起前列腺组织释放 PSA 而引起血清浓度升高，建议在上述检查前或检查后数日、手术后数周进行 PSA 检查。

5. 健康指导

如果体检中发现前列腺特异抗原水平升高，要及时到泌尿外科就诊。前列腺特异抗原检测受多种因素的影响，也要除外特殊生理情况或者检查引起的前列腺特异抗原水平升高。即使检查发现前列腺抗原水平升高，也要具体情况具体分析，让医生依据情况综合判断，还要针对性地完善化验检查、影像学检查，定期随访异常前列腺特异抗原水平的变化。

四、梅毒血清学检测

送检项目（Tests）：血浆反应素（RPR）试验＋密螺旋体颗粒凝聚（TPPA）试验　　标本状态（Sampie status）：

序号　检验项目	Test	检测结果（Result）	单位（Unit）	参考范围（Reference）
1. 梅毒血清特异性抗体（TPPA）	TPPA	阳性		阴性
2. 梅毒快速血浆反应素实验	RPR	阳性		阴性

1. 该化验单提示：梅毒血清学检测阳性。

2. 梅毒血清学检测正常为阴性，阳性提示感染梅毒。

3. 梅毒常要依靠血清学检查，潜伏期梅毒血清学诊断尤为重要。人体感染梅毒螺旋体后，可产生抗梅毒螺旋体抗体 IgM 及 IgG ，也可产生反应素，用不同的抗原来检测体内是否存在抗梅毒螺旋体抗体或反应素以诊断梅毒。

4. 梅毒血清学检测阳性可见于：

（1）TPPA 试验敏感性高、特异性强，是梅毒诊断较好的确证试验。TPPA 试验阳性患者，由于记忆细胞抗体复制能力强，特异性试验敏感性高，即使经抗梅毒治疗也终身阳性，因此不能作为治疗效果观察的指标。早期梅毒患者血清如 TPPA 试验为弱阳性反应，随时间延长可能转阴。

（2）梅毒螺旋体感染人体后，血清中会产生一种抗心磷脂的抗体，又称“反应素”。在体外，用抗心磷脂作为抗原检测梅毒患者血清中的反应素，称为“梅毒反应素试验（RPR）”。凡确诊为梅毒者，治疗前最好做 RPR 定量试验。已知病史或有梅毒体征者，本试验阳性即可证实为梅毒患者。两次定量试验滴度变化相差 2 个稀释度以上时，才可判定滴度下降。梅毒患者在经过正规治疗以后，每 3 个月复查一次 RPR，半年后每半年复查一次 RPR，随访 2 ~ 3 年，观察比较当前与前几次的 RPR 滴度变化的情况。在治疗后 3 ~ 6 个月，滴度如有 4 倍以上的下降，说明治疗有效。滴度可持续下降乃至转为阴性。如果连续 3~4 次检测的结果都是阴性，则可以认为该患者的梅毒已临床治愈。如果在规范治疗后，在以后的复查中 RPR 的滴度下降后又重新升高，就要考虑这次抗梅毒治疗失败。但应注意，病毒性肝炎、麻疹、上呼吸道感染、活动性肺结核、自身免疫病、孕妇等均可出现假阳性结果，但血清反应滴度低，持续时间一般较短。

5. 健康指导

如果体检中发现梅毒血清学阳性，一定要到皮肤科就诊，及早治疗，让医生依据情况综合判断，遵医嘱治疗，定期随访，以避免疾病进展出现严重的并发症。要洁身自好，从源头杜绝疾病的发生。

五、抗髓过氧化物酶抗体（MPO）检测

送检项目（Tests）：抗中性粒细胞胞浆抗体谱 + 抗核抗体谱　　标本状态（Sampie status）：未见异常

序号　检验项目	Test	检测结果（Result）	单位（Unit）	参考范围（Reference）
1. 抗髓过氧化物酶抗体	MPO	阳性［197］		阴性（＜20）
2. 蛋白酶 3 抗体	PR3	阴性［9］		阴性（＜20）
3. 抗 Sm 抗体	SM	阴性［2］		阴性（＜20）
4. 抗 RNP 抗体	RNP	阴性［1］		阴性（＜20）
5. 抗 SSA 抗体	SSA	阴性［2］		阴性（＜20）
6. 抗 SSB 抗体	SSB	阴性［2］		阴性（＜20）
7. 抗 Sc1-70 抗体	Sc1-70	阴性［2］		阴性（＜20）
8. 抗 PM-Sc1 抗体	PM-Scl	阴性［1］		阴性（＜20）
9. 抗 Jo-1 抗体	Jo-1	阴性［1］		阴性（＜20）
10. 抗着丝点抗体	ACA	阴性［1］		阴性（＜20）
11. 增殖细胞核抗体原抗体	PCNA	阴性［1］		阴性（＜20）
12. 抗 dsDNA 抗体	DsDNA	阴性［4］		阴性（＜20）
13. 抗核小体抗体	AnuA	阴性［2］		阴性（＜20）
14. 组蛋白抗体检测	Histone	阴性［2］		阴性（＜20）
15. 核糖体抗体	Rib	阴性［0］		阴性（＜20）
16. 线粒体抗体	AMA-M2	阴性［1］		阴性（＜20）
17. 抗肾小球基底膜抗体	GBM	阴性［2］		阴性（＜20）

备注：10~20 为灰区，建议复查随访。

1. 该化验单提示：抗髓过氧化物酶抗体水平升高。

2. 抗髓过氧化物酶抗体正常参考值阴性（＜20，10～20为灰区，建议复查）。

3. 抗髓过氧化物酶抗体水平超过正常参考值上限提示抗髓过氧化物酶检测阳性。抗髓过氧化物酶抗体（MPO）属于抗中性粒细胞胞浆抗体（ANCA）的一种，针对中性粒细胞和单核粒细胞的细胞浆成分。

4. 抗髓过氧化物酶抗体水平升高可见于：

（1）MPO与血管炎相关，可见于多种疾病中。

（2）活动性肾小球肾炎。

（3）隆起性紫癜及其他结节性坏死性皮疹。若抗髓过氧化物酶抗体检测呈阳性，则主要与原发性血管炎、原发性坏死性新月体性肾小球肾炎（NCGN）、过敏性肉芽肿性血管炎（CSS）相关。

（4）MPO还可见于其他一些疾病，如结节性多动脉炎（PAN）、抗肾小球基底膜疾病（抗GBM病）、韦格纳肉芽肿（WG）、系统性红斑狼疮（SLE）、类风湿关节炎（RA）、药物性狼疮（DIL）、干燥综合征（SS）和系统性硬化病（SSc）等。

5. 健康指导

如果体检中发现抗髓过氧化物酶水平升高，需除外抗髓过氧化物酶抗体相关的血管炎，但大多数疾病起病隐匿，临床症状不典型，非专科医生经验不足，不能明确诊断，且检测值受多种因素的干扰，要及时到风湿免疫科就诊，让医生依据情况综合判断，针对性地完善化验检查、影像学检查，以便及时得到有效的治疗。

六、乙肝五项检测

送检项目（Tests）：甲乙丙肝				标本状态（Sampie status）：未见异常
序号　检验项目	Test	检测结果（Result）	单位（Unit）	参考范围（Reference）
1.* 乙肝表面抗原（微粒、发光法 – 雅培）	HBsAg	阴性（0.00）	mIU/mL	0~0.05
2.* 乙肝表面抗体（微粒、发光法 – 雅培）	HBsAb	阳性（57.74）	mIU/mL	< 10
3. 乙肝 e 抗原（微粒、发光法 – 雅培）	HBeAg	阴性（0.520）	S/CO	< 1.00
4. 乙肝 e 抗体（微粒、发光法 – 雅培）	HBeAb	阴性（1.61）	S/CO	> 1.00
5. 乙肝核心抗体（微粒、发光法 – 雅培）	HBcAb	阳性（1.39）	S/CO	< 1.000

1. 该化验单提示：患者的乙肝五项检查结果，乙肝表面抗原阳性，乙肝核心抗体阳性。

2. 参考值：表面抗原 0 ~ 0.05mIU/mL，表面抗体< 10mIU/mL，e 抗原< 1.00S/CO，e 抗体> 1.00S/CO，核心抗体< 1.000S/CO。

3. 乙型肝炎病毒（HBV）是一种嗜肝脱氧核糖核酸病毒，属于包膜病毒。现用于临床的病毒标志物有乙型肝炎病毒表面抗原（HBsAg）、乙型肝炎病毒表面抗体（抗 – HBs）、乙型肝炎病毒 e 抗原（HBeAg）、乙型肝炎病毒 e 抗体（抗 – HBe）、乙型肝炎病毒核心抗原（HBcAg）、乙型肝炎病毒核心抗体（抗 – HBc）。

4. 乙肝五项检测水平升高可见于：

（1）乙型肝炎表面抗原：HBsAg 本身没有传染性。HBsAg 阳性见于急性乙肝的潜伏期，发病时达高峰；如果发病后 3 个月不转阴，则易发展成慢性乙型肝炎或肝硬化。肝功能正常而仅仅 HBsAg 阳性者，称为“乙肝病毒携带者”。携带者本身不具传染性，但因 HBsAg 阳性常与 HBV 同时存在，故常被作为传染性标志之一。

（2）乙型肝炎表面抗体：抗 – HBs 是机体受 HBsAg 刺激而产生的抗体，是具有特异性保护功能的中和抗体，可阻止 HBV 穿过细胞膜进入新的肝细胞，在体内其他免疫系统共同作用下清除病毒，以保护机体不再受 HBV 的感染。抗 – HBs 阳性提示机体对乙肝病毒有一定程度的免疫力。

（3）乙型肝炎 e 抗原：HBeAg 是人体感染 HBV 后跟随 HBsAg 出现

的第 2 个血清学抗原标志物。阴性表示不存在 e 抗原，阳性表明乙型肝炎处于的早期或者是活动期，并有较强的传染性。HBeAg 持续阳性大于 10 周以上或更长时间，表明肝细胞损害较重，且可转为慢性乙型肝炎或肝硬化。

（4）乙型肝炎 e 抗体：抗 –HBe 是机体受 HBeAg 刺激而产生的相应抗体，也无保护作用。乙肝 e 抗体阳性主要出现在无症状乙肝表面抗原携带者和慢性乙肝患者之中。这说明其体内病毒复制受到不同程度的抑制。是预后良好的标志。抗 – HBe 阳性表示大部分乙肝病毒被消除，复制减少，传染性减低，但并非无传染性。

（5）抗 – HBc 是 HBcAg 的抗体，抗 – HBc 总抗体主要反映的是抗 – HBc IgG 。低滴度抗 HBc 抗体具有流行病学意义，而高滴度抗 HBc 抗体则是感染标志。抗 – HBc IgG 对机体无保护作用，它是提示机体受到乙型肝炎病毒侵害的指标之一，其阳性可持续数十年甚至终身。一般认为，低滴度抗 HBc 抗体具有流行病学意义，而高滴度抗 HBc 抗体则是感染标志。在 HBsAg 携带者中多为阳性，在 HBsAg 阴性者中仍有 6% 的阳性率。

5. 健康指导

乙型肝炎可以通过疫苗来预防，大家如无禁忌，一定要接种乙肝疫苗，让自己处在保护之下，并针对乙肝的传播途径做针对性的预防。即使感染乙肝也并不可怕，乙肝患者需要综合管理，包括饮食控制、个人卫生、药物管理和定期检查。通过健康的饮食习惯、良好的个人卫生习惯和定期的医疗管理，控制病情发展，减少并发症的风险。 此外，合理使用抗病毒药物和定期监测肝功能和病毒指标有助于保持乙肝病情稳定。总之，防是关键，治是基础。做好防治才能尽量保证健康。

第十九节　尿常规、便常规结果分析

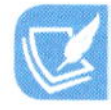

一、尿糖阳性化验单

送检项目（Tests）：尿常规及沉渣分析　　标本状态（Sampie status）：未见异常

序号　检验项目	结果	参考值	单位	序号　检验项目	结果	参考值	单位
1. 维 C（VC）	0.0	0	mmol/L	16. 非鳞状上皮细胞（NSE）	0	0~6	/ul
2. 尿糖（GLU）	4+	阴性		17. 透明管型（HUAL）	0	0~1	/ul
3. 胆红素（BIL）	阴性	阴性		18. 病理管型（UNCC）	0	0~1	/ul
4. 酮体（KET）	阴性	阴性		19. 细菌（BACT）	0	0~340	/ul
5. 比重（SG）	1.015	1.005~1.030		20. 酵母菌（BYST）	0	0~1	/ul
6. PH（PH）	5.500	5.0~9.0		21. 未分类结晶（UNCX）	0	0~28	/ul
7. 尿胆原（UBG）	+–	阴性 ~（+–）					
8. 蛋白质（PRO）	阴性	阴性					
9. 亚硝酸盐（NIT）	阴性	阴性					
10. 潜血（BLD）	阴性	阴性					
11. 白细胞（LEU）	阴性	阴性					
12. 红细胞（RBC）	0	0~17	/ul				
13. 白细胞（WBC）	0	0~28	/ul				
14. 白细胞团（WBCC）	0	0~2	/ul				
15. 鳞状上皮细胞（SQEP）	2	0~28	/ul				

1. 该化验单提示：尿糖 4+。

2. 尿糖正常值：阴性。

3. 尿糖显著升高的常见原因

（1）血糖增高性尿糖。①糖尿病最为常见，尿糖除作为糖尿病的诊断依据外，还可作为病情严重程度及疗效监测的指标。②其他使血糖升高的内分泌疾病，如库欣综合征、甲状腺功能亢进、嗜铬细胞瘤、肢端肥大症等均可出现尿糖，又称为“继发性高血糖性尿糖”。③其他：肝硬化、胰腺炎、胰腺癌等。

（2）血糖正常性尿糖：血糖浓度正常，而尿糖升高，常见于慢性肾炎、肾病综合征、间质性肾炎和家族性尿糖等。

（3）暂时性尿糖。①生理性尿糖：如大量进食碳水化合物或静脉注射大量的葡萄糖后可一过性血糖升高，出现尿糖阳性。②应激性尿糖：见于颅脑外伤、脑出血、急性心肌梗死时，肾上腺素或胰高血糖素分泌过多或延脑血糖中枢受到刺激，可出现暂时性高血糖和尿糖。③其他尿糖：乳糖、半乳糖、果糖、甘露糖及一些戊糖等，进食过多或体内代谢失调使血中糖浓度升高时，可出现相应的尿糖。

（4）假性糖尿：尿中很多物质具有还原性，如维生素 C、尿酸、葡萄糖醛酸或一些随尿液排出的药物如异烟肼、链霉素、水杨酸、阿司匹林等，可能出现假阳性反应。

4. 健康指导

需至内分泌科门诊就诊，行糖化血红蛋白、静脉血糖等化验，评估血糖水平，如果确诊糖尿病，需加用降糖药物。糖尿病可选用口服药或皮下应用胰岛素，有很多药物可以选择。如非糖尿病，是其他原因引起尿糖异常，则需前往相应科室进一步诊治。

二、尿酮体阳性化验单

序号　检验项目	结果	参考值	单位	序号　检验项目	结果	参考值	单位
1. 维 C（VC）	0.0	0	mmol/L	16. 非鳞状上皮细胞（NSE）	0	0~6	/ul
2. 尿糖（GLU）	阴性	阴性		17. 透明管型（HUAL）	0	0~1	/ul
3. 胆红素（BIL）	1+	阴性		18. 病理管型（UNCC）	0	0~1	/ul
4. 酮体（KET）	3+	阴性		19. 细菌（BACT）	0	0~340	/ul
5. 比重（SG）	>= 1.030	1.005~1.030		20. 酵母菌（BYST）	0	0~1	/ul
6. PH（PH）	6.000	5.0~9.0		21. 未分类结晶（UNCX）	0	0~28	/ul
7. 尿胆原（UBG）	+-	阴性 ~（+-）					

1. 该化验单提示：尿酮体 3+。

2. 尿酮体正常值阴性。

3. 酮体是脂肪氧化代谢过程中的中间代谢产物，包括乙酰乙酸、β-羟丁酸和丙酮。健康人血液中有少量的酮体，其中，β-羟丁酸占 78%，乙酰乙酸占 20%，丙酮占 2%。当肝脏内酮体产生的速度超过肝外组织利用的速度时，血液酮体浓度增高，称为“酮血症”，过多的酮体从尿液排出形成酮尿。尿液酮体检查主要用于糖代谢障碍和脂肪不完全氧化的判断与评价。

（1）糖尿病性酮尿：常伴有酮症酸中毒，酮尿是糖尿病性昏迷的前期指标，此时多伴有高糖血症和尿糖。

（2）非糖尿病性酮尿：高热、严重呕吐、腹泻、长期饥饿、禁食、过分节食、妊娠剧吐、酒精性肝炎、肝硬化等，因糖代谢障碍而出现酮尿。

（3）中毒：如氯仿、乙醚麻醉后和磷中毒等，尿液酮体也可阳性。

（4）药物影响：如 SGLT2 抑制剂（恩格列净、达格列净等）。

4. 健康指导

（1）至内分泌科就诊，查糖化血红蛋白、血糖等化验，评估是否有糖尿病。

（2）如果是没有糖尿病，且经查血糖确实无异常的人，尿酮体升高需考虑是否有饥饿、节食等导致的饥饿性酮症。

（3）糖尿病患者口服恩格列净、达格列净等 SGLT2 抑制剂类降糖药的，酮体可为阳性，但达到 3+ 仍需就诊内分泌科门诊。

三、尿蛋白阳性化验单

序号　检验项目	结果	参考值	单位
1. 维 C（VC）	0	0	mmol/L
2. 尿糖（GLU）	阴性	阴性	
3. 胆红素（BIL）	阴性	阴性	
4. 酮体（KET）	阴性	阴性	
5. 比重（SG）	1.025	1.005~1.030	
6. PH（PH）	6.500	5.0~9.0	
7. 尿胆原（UBG）	+-	阴性 ~（+-）	
8. 蛋白质（PRO）	1+	阴性	
9. 亚硝酸盐（NIT）	阴性	阴性	
10. 潜血（BLD）	阴性	阴性	
11. 白细胞（LEU）	阴性	阴性	
12. 红细胞（RBC）	3	0~17	/ul
13. 白细胞（WBC）	0	0~28	/ul
14. 白细胞团（WBCC）	0	0~2	/ul
15. 鳞状上皮细胞（SQEP）	0	0~28	/ul

序号　检验项目	结果	参考值	单位
16. 非鳞状上皮细胞（NSE）	0	0~6	/ul
17. 透明管型（HUAL）	0	0~1	/ul
18. 病理管型（UNCC）	0	0~1	/ul
19. 细菌（BACT）	0	0~340	/ul
20. 酵母菌（BYST）	0	0~1	/ul
21. 未分类结晶（UNCX）	0	0~28	/ul

1. 该化验单提示：尿蛋白 1+。

2. 尿蛋白正常值：阴性。

3. 尿蛋白阳性的常见原因

正常情况下，肾小球滤过膜能够有效阻止相对分子质量在 4 万以上的蛋白质通过。虽然相对分子质量小于 4 万的蛋白质能够通过滤过膜，但又可被近曲小管重吸收。所以，健康成人每天通过尿液排出的蛋白质极少（30～130mg），一般常规定性方法检查呈阴性。

（1）生理性蛋白尿：指泌尿系统无器质性病变，尿内暂时出现蛋白质，程度较轻，持续时间短，诱因解除后消失。如机体在剧烈运动、发热、寒冷、精神紧张、交感神经兴奋及血管活性剂等刺激下所致血流动力学改变，肾血管痉挛、充血，导致肾小球毛细血管壁通透性增加而出现的蛋白尿。

（2）病理性蛋白尿：因各种肾脏及肾外疾病所致的蛋白尿，多为持续性蛋白尿。

①肾小球性蛋白尿：这是最常见的一种蛋白尿。各种原因导致肾小球滤过膜通透性及电荷屏障受损，血浆蛋白大量滤入原尿，超过肾小管重吸收能力所致。常见于肾小球肾炎、肾病综合征等原发性肾小球损害性疾病；糖尿病、高血压、系统性红斑狼疮、妊娠高血压综合征等继发性肾小球损害性疾病。

②肾小管性蛋白尿：炎症或中毒等因素引起近曲小管对低分子量蛋白质的重吸收减弱所致，常见于肾盂肾炎、间质性肾炎、肾小管性酸中毒、重金属（如汞、镉、铋）中毒、药物（如庆大霉素、多黏菌素 B）及肾移植术后。

③混合性蛋白尿：是肾小球和肾小管同时受损所致的蛋白尿，如肾小球肾炎或肾盂肾炎后期，以及可同时累及肾小球和肾小管的全身性疾

病，如糖尿病、系统性红斑狼疮等。

④溢出性蛋白尿：因血浆中出现异常增多的低分子量蛋白质，超过肾小管重吸收能力所致。血红蛋白尿、肌红蛋白尿即属此类，见于溶血性贫血和挤压综合征等。另一类较常见的是凝溶蛋白，见于多发性骨髓瘤、浆细胞病、轻链病等。

⑤组织性蛋白尿：是由于肾组织被破坏或肾小管分泌蛋白增多所致的蛋白尿，多为低分子量蛋白尿，以 T-H 糖蛋白为主要成分。

⑥假性蛋白尿：由于尿中混有大量血、脓、黏液等成分而导致蛋白定性试验阳性。一般不伴有肾本身的损害，经治疗后很快恢复正常。肾以下泌尿道疾病如膀胱炎、尿道炎、尿道出血及尿内掺入阴道分泌物时，尿蛋白定性试验可呈阳性。

4. 长期尿蛋白阳性对人的影响

（1）导致低蛋白血症，血清白蛋白含量过低会引起水肿、胸腔积液、血液高凝等一系列改变。

（2）损伤肾小球滤过膜，进而引起肾功能障碍。

5. 健康指导

复查尿常规，查 24 小时尿蛋白定量及定性，查肾功能等化验，至肾内科门诊就诊。必要时可能需要行肾穿刺和活检，判断尿蛋白阳性的原因。

四、尿中红细胞、白细胞增多

序号 检验项目	结果	参考值	单位
1. 管型（）	颗粒：12~14	透明管型：0~1/全片	/LP
2. 维 C（VC）	0	0	mmol/L
3. 尿糖（GLU）	2+	阴性	
4. 胆红素（BIL）	阴性	阴性	
5. 酮体（KET）	+-	阴性	
6. 比重（SG）	>= 1.030	1.005~1.030	
7. PH（PH）	5.500	5.0~9.0	
8. 尿胆原（UBG）	+-	阴性 ~（+-）	
9. 蛋白质（PRO）	2+	阴性	
10. 亚硝酸盐（NIT）	阴性	阴性	
11. 潜血（BLD）	3+	阴性	
12. 白细胞（LEU）	1+	阴性	
13. 红细胞（RBC）	396 ↑	0~17	/ul
14. 白细胞（WBC）	35 ↑	0~28	/ul
15. 白细胞团（WBCC）	0	0~2	/ul
16. 鳞状上皮细胞（SQEP）	17	0~28	/ul
17. 非鳞状上皮细胞（NSE）	0	0~6	/ul
18. 透明管型（HUAL）	0	0~1	/ul
19. 病理管型（UNCC）	5 ↑	0~1	/ul
20. 细菌（BACT）	57	0~340	/ul
21. 酵母菌（BYST）	0	0~1	/ul
22. 未分类结晶（UNCX）	0	0~28	/ul

1. 该化验单提示：尿红细胞、尿白细胞均升高。

2. 参考值：尿红细胞 0 ~ 17/μL，尿白细胞 0 ~ 28/μL。

3. 尿白细胞升高原因：尿液中的白细胞主要是中性粒细胞，在新鲜尿液中其形态与血液白细胞一致；在炎症过程中被破坏或死亡的白细胞称为“脓细胞”。在低渗尿液中，中性粒细胞吸水肿胀，胞质内的颗粒呈布朗分子运动，由于光的折射，在油镜下可见灰蓝色发光现象，称为“闪光细胞”，多见于肾盂肾炎。

尿白细胞检查主要用于泌尿系统感染的诊断。若有大量白细胞，多为泌尿系统感染（如肾盂肾炎、肾结核、膀胱炎或尿道炎）也可见于阴道炎和宫颈炎等。成年女性生殖系统有炎症时，常有阴道分泌物混入尿内，除有成团脓细胞外，并伴有多大量扁平上皮细胞。

4. 尿沉渣镜检红细胞增高的原因

尿沉渣红细胞＞ 3 个 /Hp 就称之为“血尿”。多形性红细胞＞ 80% 时，称“肾小球源性血尿”，常见于急性肾小球肾炎、急进性肾炎、慢性肾炎、紫癜性肾炎、狼疮性肾炎等。多形性红细胞＜ 50%时，称“非肾小球源性血尿”，见于肾结石、泌尿系统肿瘤、肾盂肾炎、多囊肾、急性膀胱炎、肾结核等。

5. 健康指导

该化验单提示可能存在泌尿系感染，需到肾内科门诊就诊。

五、尿潜血阳性化验单

送检项目（Tests）：尿常规及沉渣分析　　　　标本状态（Sampie status）：未见异常

序号 检验项目	结果		参考值	单位
1. 维 C（VC）	0		0	mmol/L
2. 尿糖（GLU）	+		阴性	
3. 胆红素（BIL）	阴性		阴性	
4. 酮体（KET）	阴性		阴性	
5. 比重（SG）	1.020		1.005~1.030	
6. PH（PH）	6.500		5.0~9.0	
7. 尿胆原（UBG）	+-		阴性 ~（+-）	
8. 蛋白质（PRO）	阴性		阴性	
9. 亚硝酸盐（NIT）	阴性		阴性	
10. 潜血（BLD）	3+		阴性	
11. 白细胞（LEU）	阴性		阴性	
12. 红细胞（RBC）	178	↑	0~17	/ul
13. 白细胞（WBC）	9		0~28	/ul
14. 白细胞团（WBCC）	0		0~2	/ul
15. 鳞状上皮细胞（SQEP）	1		0~28	/ul

序号 检验项目	结果	参考值	单位
16. 非鳞状上皮细胞（NSE）	0	0~6	/ul
17. 透明管型（HUAL）	0	0~1	/ul
18. 病理管型（UNCC）	0	0~1	/ul
19. 细菌（BACT）	0	0~340	/ul
20. 酵母菌（BYST）	0	0~1	/ul
21. 未分类结晶（UNCX）	0	0~28	/ul

1. 该化验单提示：尿潜血 3+。

2. 尿潜血正常值：阴性。

3. 尿潜血阳性的常见原因

炎症、结石、肿瘤。炎症方面，如肾小球肾炎、肾盂肾炎、膀胱炎等，结石本身不论是肾脏、输尿管或膀胱结石，都可能造成潜血阳性。肿瘤患者可出现无痛血尿。女性月经如混入尿液中，也可出现尿潜血阳性。

4. 健康指导

该患者经询问病史，无任何尿频、尿急、尿痛等不适，无尿细菌，暂不考虑泌尿系感染。如反复出现潜血阳性，需复查尿常规，观察是否伴有腰痛，并排查有无泌尿系结石等，可到肾内科或泌尿外科就诊，无痛肉眼血尿需警惕肿瘤。

六、尿管型化验单

序号 检验项目	结果	参考值	单位
1. 管型（）	颗粒：12~14	透明管型：0~1/全片	/LP
2. 维 C（VC）	0.0	0	mmol/L
3. 尿糖（GLU）	2+	阴性	
4. 胆红素（BIL）	阴性	阴性	
5. 酮体（KET）	+-	阴性	
6. 比重（SG）	>= 1.030	1.005~1.030	
7. PH（PH）	5.500	5.0~9.0	
8. 尿胆原（UBG）	+-	阴性 ~（+-）	
9. 蛋白质（PRO）	2+	阴性	
10. 亚硝酸盐（NIT）	阴性	阴性	
11. 潜血（BLD）	3+	阴性	
12. 白细胞（LEU）	1+	阴性	
13. 红细胞（RBC）	396 ↑	0~17	/ul
14. 白细胞（WBC）	35 ↑	0~28	/ul
15. 白细胞团（WBCC）	0	0~2	/ul
16. 鳞状上皮细胞（SQEP）	17	0~28	/ul
17. 非鳞状上皮细胞（NSE）	0	0~6	/ul
18. 透明管型（HUAL）	0	0~1	/ul
19. 病理管型（UNCC）	5 ↑	0~1	/ul
20. 细菌（BACT）	57	0~340	/ul
21. 酵母菌（BYST）	0	0~1	/ul
22. 未分类结晶（UNCX）	0	0~28	/ul

1. 该化验单提示：尿中出现管型。

2. 透明管型参考值：正常人 0 ~ 偶见 / LP。不应该出现病理管型。

3. 常见管型

（1）透明管型：由 T–H 糖蛋白、清蛋白和氯化物构成，为无色透明、内部结构均匀的圆柱状体，两端钝圆，偶尔含有少量颗粒。由于折光性低，因此需在暗视野下观察。老年人清晨浓缩尿中也可见到。在运动、重体力劳动、麻醉、用利尿剂、发热时可出现一过性增多。在肾病综合征、慢性肾炎、恶性高血压和心力衰竭时可见增多。有时透明管型内含有少量红细胞、白细胞和上皮细胞，又称“透明细胞管型”。

（2）病理管型：颗粒管型：为肾实质病变崩解的细胞碎片、血浆蛋白及其他有形物凝聚于 T–H 蛋白上而成，颗粒总量超过管型的 1 / 3，可分为粗颗粒管型和细颗粒管型，开始时多为粗大颗粒，在肾脏停滞时间较长后，粗颗粒碎化为细颗粒。①粗颗粒管型，在蛋白基质内含有较多粗大而致密的颗粒，外形较宽且易断裂，可吸收色素而呈黄褐色，见于慢性肾炎、肾盂肾炎或某些（药物中毒等）原因引起的肾小管损伤。

②细颗粒管型，在蛋白基质内含有较多细小而稀疏的颗粒，见于慢性肾炎或急性肾小球肾炎后期。

细胞管型：细胞含量超过管型体积的 1 / 3，称为“细胞管型”。按其所含细胞命名为：①肾小管上皮细胞管型，在各种原因所致的肾小管损伤时出现。②红细胞管型：常与肾小球性血尿同时存在，临床意义与血尿相似。③白细胞管型：常见于肾盂肾炎、间质性肾炎等。④混合管型：同时含有各种细胞和颗粒物质的管型，可见于各种肾小球疾病。

4. 健康指导

颗粒管型不应该出现在尿中。该患者根据病史及 CK 等相关化验，诊断为横纹肌溶解，肌溶解时肌红蛋白从肌细胞中释出，由尿液排出，形成了颗粒管型。凡是尿常规出现病理管型者，均应就诊于肾内科以进一步查找原因。

七、上皮细胞增多化验单

序号　检验项目	结果		参考值	单位
1. 维 C（VC）	0		0	mmol/L
2. 尿糖（GLU）	+-		阴性	
3. 胆红素（BIL）	阴性		阴性	
4. 酮体（KET）	阴性		阴性	
5. 比重（SG）	1.015		1.005~1.030	
6. PH（PH）	5.500		5.0~9.0	
7. 尿胆原（UBG）	+-		阴性 ~（+-）	
8. 蛋白质（PRO）	阴性		阴性	
9. 亚硝酸盐（NIT）	阴性		阴性	
10. 潜血（BLD）	阴性		阴性	
11. 白细胞（LEU）	3+		阴性	
12. 红细胞（RBC）	17		0~17	/ul
13. 白细胞（WBC）	30	↑	0~28	/ul
14. 白细胞团（WBCC）	0	↑	0~2	/ul
15. 鳞状上皮细胞（SQEP）	70	↑	0~28	/ul

序号　检验项目	结果	参考值	单位
16. 非鳞状上皮细胞（NSE）	0	0~6	/ul
17. 透明管型（HUAL）	0	0~1	/ul
18. 病理管型（UNCC）	0	0~1	/ul
19. 细菌（BACT）	0	0~340	/ul
20. 酵母菌（BYST）	0	0~1	/ul
21. 未分类结晶（UNCX）	0	0~28	/ul

1. 该化验单提示：鳞状上皮细胞增高。

2. 鳞状上皮细胞参考值：0 ~ 28/μL。

3. 鳞状上皮细胞常见来源

（1）肾小管上皮细胞：来自远曲和近曲肾小管，由于受损变性，形态往往不规则，多为多边形，略大于白细胞，含有一个较大的圆形细胞核，核膜很厚，胞质中可有不规则颗粒和小空泡。如在尿中出现，常提示肾小管病变。在某些慢性炎症时，可见肾小管上皮细胞发生脂肪变性，胞质中充满脂肪颗粒，称为“脂肪颗粒细胞”。观察尿中肾小管上皮细胞，对诊断肾移植术后有无排斥反应亦有一定意义。

（2）移行上皮细胞：因部位不同，其形态可有较大差别。表层移行上皮细胞，主要来自膀胱；中层移行上皮细胞，主要来自肾盂；底层移行上皮细胞，来自输尿管、膀胱和尿道。正常尿中无或偶见移行上皮细胞，在输尿管、膀胱、尿道有炎症时可出现。大量出现时应警惕移行上皮细胞癌。

（3）复层扁平上皮细胞：亦称“鳞状上皮细胞”，呈大而扁平的多角形，胞核小，圆形或椭圆形，来自尿道前段。女性尿道中有时混有来自阴道的复层扁平上皮细胞。尿中大量出现或片状脱落且伴有白细胞、脓细胞，见于尿道炎。

4. 非鳞状上皮细胞的意义

人体尿路上皮，每天都存在正常的脱落与新生的过程，这是人体新陈代谢的过程。单次尿液检查，如果非鳞状上皮细胞数目增多，并不具备明确实质性的意义，还需要结合患者自身的症状及其定期复查的结果进行综合判断。单纯是尿路上皮或者小圆上皮脱落增多，并没有明确的临床意义，因为多种情况都可以导致尿路非鳞状上皮细胞脱落增多，如后尿道炎症、膀胱炎症或过量运动、结石、饮水较少等。因此，需要结合其他的检查进行综合判断，如泌尿系统 B 超、膀胱镜、尿常规、尿培养等检查，排除感染、结石、肿瘤及其他原因所导致的非鳞状上皮细胞数目增多。

5. 健康指导

复查尿常规。如反复出现鳞状上皮细胞增多，需就诊于肾内科门诊，以进一步排查是否合并肾脏疾病、泌尿系感染等疾病。

八、便潜血阳性化验单

送检项目（Tests）：便常规 + 隐血试验（仪器法）　　　　标本状态（Sampie status）：未见异常

序号　检验项目	结果	参考值	单位	序号　检验项目	结果	参考值	单位
1. 便常规 - 颜色（颜色）	黄色	黄色					
2. 便常规 - 性状（性状）	软便	软便					
3. 便常规 - 红细胞（红细胞）	未见	未见					
4. 便常规 - 白细胞（白细胞）	未见	未见或偶见					
5. 便常规 - 脂肪球（脂肪球）	未见	未见					
6. 便常规 - 霉菌（霉菌）	未见	未见					
7. 便常规 - 结晶（结晶）	未见	未见					
8. 便常规 - 隐血（隐血）	阳性	阴性					

1. 该化验单提示：便潜血阳性。

2. 便潜血正常情况下为阴性。

3. 便潜血阳性的常见原因

进食血制品（如血豆腐）可导致便潜血阳性。隐血试验对消化道出血鉴别诊断有一定意义，消化性溃疡的便潜血阳性率为 40% ~ 70%，常呈间歇阳性；消化道恶性肿瘤，如胃癌、结肠癌，阳性率可达 95%，呈持续性阳性；其他疾病如急性胃黏膜病变、肠结核、克罗恩病、溃疡性结肠炎、钩虫病及流行性出血热等。

4. 健康指导

该患者大便颜色无异常，无黑便史，查便潜血阳性，需要注意复查便潜血，到消化科就诊。

第二十节 功能检查结果分析

一、心电图

（一）室性早搏

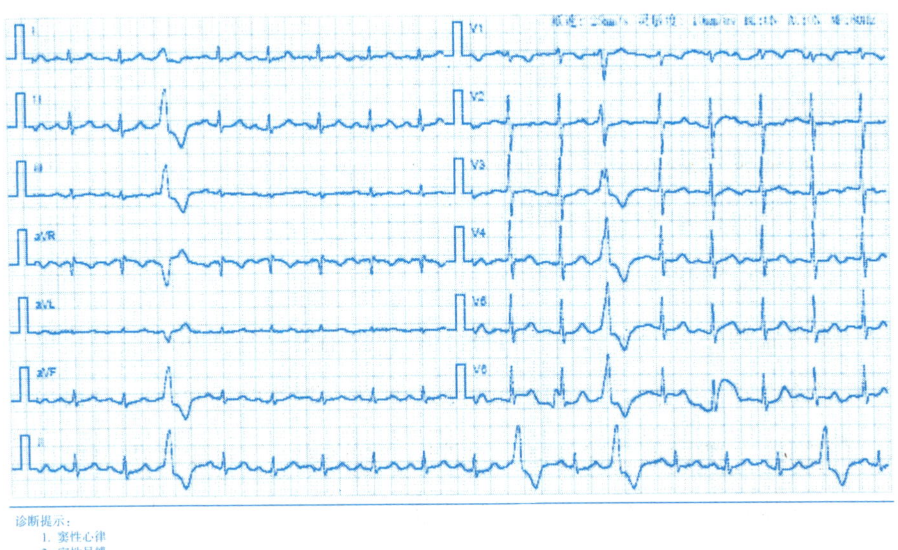

1. 该检查提示：室性早搏。

2. 窦性心律是正常心律。

3. 室性早搏：可能是生理性的，也可能是病理性的。

4. 健康指导：建议到医院就诊，完善动态心电图检查及心脏超声检查。完善电解质、心肌酶、甲状腺功能等检查。

（二）T 波异常

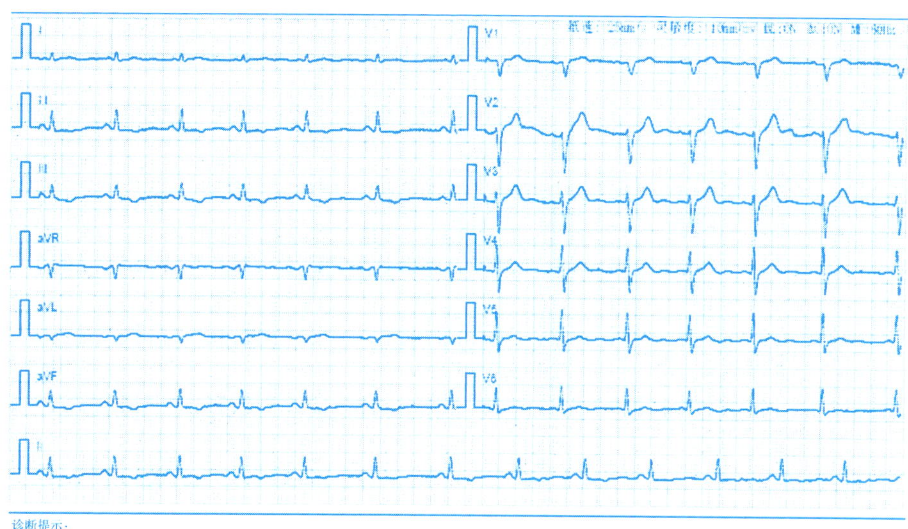

诊断提示：
1. 标准心电图
2. 窦性心律
3. T波异常

1. 该检查提示：T 波异常。

2. 窦性心律是正常心律。

3. 胸痛伴有 T 波异常为冠状动脉阻塞或其他病因引起的心肌损害：大多是病理性的。

4. 健康指导：建议到医院就诊，完善冠状动脉血管 CT 及心脏超声检查。完善电解质、心肌酶等检查。

（三）ST–T 段改变

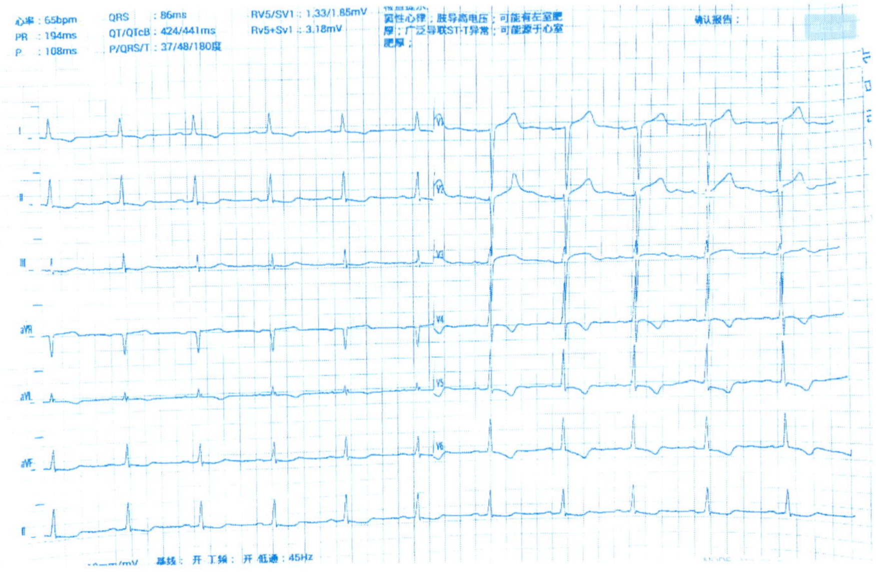

1. 该检查提示：ST–T 段改变。

2. 正常心电图应该不提示 ST 段压低或抬高，T 波应该直立。

3. ST–T 段改变多见于病理情况：如冠心病、心肌病、高血压引起心肌损害等。

4. 健康指导：建议到心内科就诊，完善血压、生化、心超等检查，必要时可做冠状动脉血管 CT 及心脏核磁检查。

二、腹部超声

（一）脂肪肝、肝囊肿

检查项：　腹部彩超多系统（肝胆胰脾肾输尿管）

超声所见：

肝脏形态饱满，包膜光滑，实质回声增强，后方回声衰弱，管道结构欠清。
肝右叶可及无回声约 12mm × 7mm，壁薄，后方回声增强。
胆囊 70mm × 29mm，壁厚 2mm，欠光，腔内未见明显异常。
肝外胆管 5mm，门脉 10mm。
胰腺未及明显异常。
脾厚 32mm，实质回声均。
双肾大小、形态未见明显异常，实质回声尚均，结构尚清晰。
双肾盂及输尿管未见扩张。
CDFI：肝、胆、胰、脾、双肾未及异常血流信号。

超声提示：

脂肪肝
肝囊肿

1. 该检查提示：脂肪肝、肝囊肿。

2. 通过超声检测肝脏的脂肪浸润程度，一般超过 5% 就可诊断为脂肪肝。

3. 轻度脂肪肝浸润在 5% ~ 33% ，中度脂肪肝浸润在 34% ~ 66%，超过 67% 的多半就是重度脂肪肝。

4. 健康指导：建议到消化科就诊，完善血脂检查。减少酒精摄入。注意摄入足量的蛋白质。控制脂肪的摄入，尤其是动物性脂肪。通过运动增加体内脂肪的消耗。谨慎使用药物。保持心情开朗。

（二）肝囊肿、胆囊结石、肾囊肿

检查项：　　　腹部彩超多系统（肝胆胰脾肾输尿管）

超声所见：

（备注：超声报告中涉及的长度单位为：mm。速度单位为：cm/s。容积单位为：mL）

肝脏大小、形态未见异常，包膜光滑，实质回声均，管道结构清。
肝内可及多个无回声，较大约 68×60，壁薄，后方回声增强。
胆囊大小形态未及异常，壁厚 2，欠光滑，腔内可及数个强回声，
较大约 6×5，后方伴声影，
可随体位移动。
肝外胆管 5，门脉 10。
胰腺未及明显异常。
脾不厚，实质回声均。
双肾大小、形态未见异常，实质回声尚均，结构尚清晰。
右肾见无回声，约 40×34，壁薄，后方回声增强。
双肾盂及输尿管未见扩张。
CDFI：未及异常血流信号。

超声提示：

肝囊肿
胆囊结石
右肾囊肿

1. 该检查提示：肝囊肿、胆囊结石、右肾囊肿。

2. 肝囊肿和肾囊肿是指肝内或肾内单发或多发的囊性病变，临床上最常见的类型是单纯性肝或肾囊肿，大多不需要治疗，为先天性原因所致，只有少部分由于创伤和炎症所致，定期复查腹部超声即可。

3. 胆囊结石是病理性的，如果合并胆囊炎需要及时治疗。

4. 健康指导：尽量每日坚持规律的用餐时间。慢慢减轻体重（体重快速减轻可能增加患胆结石的风险），多吃高纤维食物。

第二十一节　影像学检查结果分析

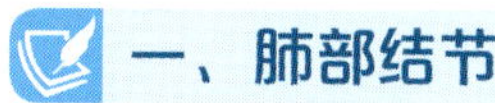

一、肺部结节

超声所见：

胸部 CT 平扫：

肺窗：双侧胸廓对称，气管、纵隔居中，双肺支气管血管束清晰，气管支气管通畅。左肺下叶外基底段（IM158）见实性微结节，大小约为 4mm × 2mm，右肺下叶钙化灶。

纵隔窗：心肚不大，血管及脂肪间隙清晰，纵隔未见直径大于 1.0cm 淋巴结，纵及右门淋巴结钙化。双侧胸腔未见明显积液。

甲状腺右叶可见低密度结节及钙化灶。

影像诊断：

1. 左肺下叶实性微结节，良性；
2. 右肺下叶钙化灶：纵肠及右肺门淋巴结钙化；
3. 甲状腺右叶低密度结节及钙化灶，建议超声检查。

1. 该检查提示：肺部实性微结节。

2. 肺结节是指肺实质包围、界限分明的直径小等于 30mm 的病变。直径小等于 10mm 的病变称为“小结节”。直径小等于 5mm 的结节称为“微小结节”。

3. 肺结节主要见于如下情况：

（1）肺内淋巴结：肺部的淋巴组织由于炎症、理化因素等刺激，导致局部增大形成的实性结节。一般位于脏层胸膜下或叶裂周围。结节形态不规则，边界清晰。

（2）原发性肺癌：腺癌是原发性肺癌中最常表现为肺结节的组织学亚型，约占50%，其次是鳞状细胞癌和大细胞癌。原发性结外淋巴瘤和原发性肺肉瘤偶尔也可表现为偶发性肺结节。肺恶性结节一般伴有分叶、毛刺、棘突、局部胸膜皱缩等改变。

（3）转移癌：最常见的肺转移癌包括恶性黑色素瘤、肉瘤、支气管癌、结肠癌、乳腺癌、肾癌和睾丸癌。肺转移性结节一般为位于肺外周多发大小不等的圆形或类圆形结节，边界清楚。大多数转移发生于已确诊原发性癌症的患者。

（4）类癌：少见的肺外周的恶性肿瘤，类癌多发生于支气管内，但临床上大约20%的类癌可以表现为边界清晰的周围型肺结节。

（5）感染性病变：有大约80%的良性结节为感染性肉芽肿。在表现为肺结节的感染性肉芽肿中，真菌感染和分枝杆菌感染是最常见的病因。表现为边界清晰且完全钙化或中心钙化的结节。少部分可以为非钙化结节，容易误诊为肺恶性病变。细菌感染病灶有时也可表现为肺结节，可形成空洞。恶丝虫病也可表现为肺结节，丝虫病是一种蚊媒传播疾病，蚊媒注入的幼虫可栓塞肺组织并诱发肉芽肿性反应，常导致形成非钙化性周围型结节，可被误认为癌症。

（6）良性肿瘤：错构瘤通常见于中年人，经数年缓慢生长，具有影像学与组织学异质性。软骨（有散在钙化）、脂肪、肌肉、黏液瘤组织和成纤维组织可能都存在。典型的错构瘤CT表现为爆米花样钙化结节。较少见的良性肿瘤，如纤维瘤、平滑肌瘤、血管瘤、淀粉样瘤及泡肺细胞瘤（也称“肺硬化性血管瘤”）没有典型的影像学特征。

（7）血管性病因：肺动静脉畸形（PAVM）常见于遗传性出血性毛细血管扩张，但也可为特发性。CT表现为结节与肺血管关系密切，可通过增强 CT 明确。偶发性肺结节的更罕见血管性病因包括肺梗死、肺静脉曲张、肺挫伤或血肿。

（8）其他病因：以下都是良性结节的少见病因。炎性病变（肉芽肿性多血管炎、类风湿关节炎和结节病）、淀粉样瘤、圆形肺不张、叶间裂周围肺淋巴结，以及发育性病变（支气管囊肿）。其他部位有全身性疾病可能增加结节为炎性病变的概率，但并非所有患者都有这种病史，因为结节偶尔可能是基础疾病的首发表现。在极少数情况下，肺结节实际上是伪影，如胸膜假瘤（叶间裂内包裹的积液）或黏液嵌塞；采用简单的措施（如利尿和辅助咳嗽），这类情况引起的肺结节表现在后续成像中可能消失。

4. 健康指导

（1）该患者的结节位于脏层胸膜下，边界清晰，复合肺内淋巴结的表现，建议 3 个月后复查。

（2）初次发现的肺部结节采用个体化处理方法是最重要的处理方式。积极的手术切除结节既可以诊断出早期肺癌并可以达到肺癌的治愈，患者的 5 年生存率为 70% ~ 80%。但也可能导致不必要地切除了良性结节。但如果采用相对保守的处理方案，对大多数良性结节不予切除，则会漏掉一些本来可能治愈的肺癌患者，使得患者失去治愈的机会。因此，首次发现肺部结节一定要去找富有经验的胸外科或呼吸科医生就诊。

（3）对于强烈希望确定诊断、可能不依从随访且愿意接受手术相关风险的患者，首选手术切除。如果患者倾向于不治疗，CT 的动态监测是必须的。在观察期间如果结节在增大、形态发生改变及密度增大，都有可能是恶性病变，应当积极处理。

（4）对于稳定的结节即 CT 上实性结节保持≥ 2 年不变和亚实性结节保持≥ 5 年不变时，很可能为良性，可不做进一步诊断性检查。

（5）结节的多发性更可能是感染性或炎性病变，尤其是多发的微小结节。其恶性风险通常低于孤立性结节。通常会在 3 ~ 6 个月后做胸部 CT 随访以评估缓解情况，从而验证诊断。

（6）粟粒性结节，也有部分胸部 CT 表现为多发小结节，是指散在分布于双肺的大量 1 ~ 4mm 肺小结节，通常与结核病有关，但也可由结节病、矽肺或组织胞浆菌病引起，偶尔由胸腔外恶性肿瘤引起。绝大部分考虑为良性病变，建议定期复查。

二、磨玻璃结节

检查所见：

胸部 CT 平扫：

肺窗：两肺容积正常，右肺中叶内侧段（IM202）见纯玻璃结节，大小约为 7mm × 4mm。
两肺门不大，结构清晰，气管、左右支气管及其大分支通畅。
纵隔宽：两侧胸廓对称，两侧肺门、纵隔及两侧腋窝内未见明确肿大淋巴结。心影大血管未见
异常：两侧胸壁软组织未见异常。肝实质见多发类圆形低密度影，界清。

影像诊断：

右肺中叶磨玻璃结节，建议定期复查；
肝囊肿可能。

1. 该检查提示磨玻璃结节。

2. 肺磨玻璃结节是指在胸部 CT 上表现为密度轻度增加，呈磨砂玻璃或云雾状密度的结节，其内可见支气管和血管的纹理。

3. 肺磨玻璃结节主要见于以下情况：

（1）肺部炎症：多见于间质性肺炎，胸部 CT 可见延支气管树分布的肺部多发的磨玻璃阴影，形态不规则，大小不等。患者多有近期受凉感染史，有咳嗽、咳痰等症状。

（2）肺间质纤维化：特别是局灶性纤维化，也可表现为肺部磨玻璃阴影。多位于双下肺和肺外周，同时伴有蜂窝样的肺组织改变。患者可伴有咳嗽、咳痰及活动后气促等症状。

（3）出血：患者有咯血等症状时也会在肺组织表现为磨玻璃阴影，

表现为在肺部病变同一肺叶或同侧肺组织内的形态不规则的磨玻璃阴影，但随着症状改善后，磨玻璃阴影会逐渐被吸收。

（4）肺肿瘤：肺部固定的圆形或类圆形磨玻璃阴影，定期复查始终无吸收或缩小的固定位置的磨玻璃结节多为恶性或潜在恶性结节。

4. 健康指导

（1）磨玻璃结节多见于炎性病变，需要临床医生根据影像学的特征（如磨玻璃中实性成分的多少、磨玻璃的位置及同时肺内的其他病变情况）进行综合判断。首次发现的肺磨玻璃结节建议规律抗炎治疗 2 周，1 个月后复查。如果不愿意抗炎治疗，可以 1 个月后复查胸部 CT。

（2）即使是考虑为恶性或潜在恶性的磨玻璃结节，由于其生长缓慢，对于磨玻璃结节的治疗应当充分与患者进行沟通后，进行个体化治疗。

（3）磨玻璃结节通常不会影响患者的生活质量和寿命，因此建议患者一定要调整心态，不要增加额外的精神负担。

三、纤维索条影

检查所见：

肺窗：双侧胸廓对称，气管、纵隔居中。双肺支气管血管束清晰，双可见多发实性结节，最大者位于右肺上叶前段（Se3 Img123）实性结节，大小约 3.9mm × 3.5m，右肺下叶可见斑片状磨玻璃影，双肺可见多发少量纤维索条形；余双肺未见渗出或占位性病变，双肺门无增大气管支气管通畅。

纵隔宠：心脏不大，血管及脂肪间隙清晰，主动脉管壁可见钙化，前纵隔可见结节状软组织密度影，直径约 11.4mm。双侧胸腔未见明显积液。

影像诊断：

双肺多发微小结节，定期随诊。
右肺下叶类症可能，请结合临床，随诊。
双肺多发少量纤维索条影，
主动脉管壁钙化。
前纵隔结节状软组织密度影，请结合临床进一步检查。

1. 该检查提示：纤维索条影。

2. 纤维索条影是胸部 CT 常见的描述，与肺陈旧病变相似。表现为肺部由肺门向肺外周的不规则高密度线状，多在 5mm 以内。

3. 纤维索条影多见于肺部感染或急性炎症吸收后的肺部影像学表现，也可能是肺部非特异性炎症、肺部免疫性疾病或肺部手术后导致的。

4. 健康指导

（1）如有明确的肺部感染病史，外伤史或手术史，则不必过度担心，定期随诊即可。

（2）如不能确定肺部感染史或首次体检报告出现纤维索条影，建议到胸外科、呼吸科就诊。

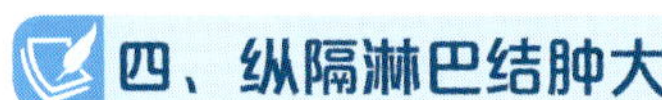

四、纵隔淋巴结肿大

检查所见：

胸 CT 平扫 + 增强扫描：

肺窗：双侧胸座对称，气管、纵隔居中。双肺支气管血管束走行系乱左肺下叶可见涎圆形肿块影，大小约 10.8cm × 8.1cm，边界尚清楚，内密度不均匀，邻近肺组织呈受压改变，外基底段支气管闭塞；两肺可见多发囊样透亮区，两肺下叶胸膜下可见磨玻璃密度影及肺间质增厚局部轻度支气管扩张：两肺散在纤维索条。

纵隔窗：心肚不大，主动脉及冠脉管壁钙化，心包未见明显增厚：双侧肺门、纵隔可见多发增大淋巴结。左侧胸腔可见少量积液。

扫描范围骨质结构未见明显异常。

增强扫描：左肺下叶肿块呈不均匀强化；纵隔、肺尖增大淋巴结呈不均匀强化。

影像诊断：

1. 左肺下叶点位；考虑恶性可能。
2. 纵隔、肺门多发增大淋巴结，考虑转移可能。
3. 两肺肺气肿。
4. 两肺散在纤维索条。
5. 两肺下下叶胸膜下肺间质性改变。
6. 主动脉及冠脉管壁钙化。
7. 左侧胸腔积液。

1. 该检查提示：纵隔淋巴结肿大。

2. 纵隔淋巴结肿大是指纵隔区域最小直径大于 1cm 的淋巴结称为

“纵隔淋巴结肿大”。本病的病因甚多，因病因不同而导致治疗上存在很大差别。

3. 纵隔淋巴结肿大主要见于以下情况：

（1）感染因素：急慢性肺部感染、纵隔感染或胸壁感染会导致病变引流区域的纵隔淋巴结病理性增生。CT 上表现为纵隔内边界清晰的多发肿大淋巴结，肿大淋巴结彼此孤立，边界清晰，部分淋巴结可伴有钙化。CT 可以同时看到感染病灶。

（2）恶性肿瘤：以肺恶性肿瘤为主的胸部肿瘤均可能出现纵隔淋巴结肿大。CT 表现为纵隔淋巴结肿大，密度不均，此外有可能会出现淋巴结相互融合。

（3）淋巴瘤：前纵隔和支气管多发肿大淋巴结，边界不清，可互相融合，淋巴结密度均匀，如淋巴结中心坏死，可表现为低密度病灶。

（4）结节病：是一种原因不明以淋巴结非干酪样肉芽肿为特点的免疫性疾病。淋巴为纵隔多发的、对称分布、彼此界限清楚的肿大淋巴结。淋巴结密度均匀，其内很少出现坏死灶和钙化灶。

4. 健康指导

对于体检报告中提示纵隔内肿大淋巴结，建议前往胸外科、呼吸科就诊。除部分有明确感染因素导致的淋巴结肿大外，大部分需要通过气管镜或超声支气管镜等检查手段明确淋巴结性质。

五、肺气肿

1. 该检查（检查报告同“四、纵隔淋巴结肿大”）提示：肺气肿。

2. 肺气肿是指呼吸细支气管、肺泡管、肺泡囊和肺泡因过度充气呈持久性扩张，导致气道弹性减退，持续异常的含气量过多，导致肺泡间隔和气道壁破坏，以致肺组织弹性减弱，容积增大的一种病理状态。肺气肿分为肺泡性肺气肿和间质性肺气肿两类，其中以肺泡性肺气肿多见。

3. 肺气肿多见于以下情况：

（1）慢性支气管炎：慢性支气管炎最为多见。阻塞性肺气肿常与慢性支气管炎同时存在。吸烟、大气污染和某些感染因子在引起慢性支气管炎和小气道炎症时，都会并发阻塞性肺气肿。

（2）其他：先天性 α1- 抗胰蛋白酶缺少症和老年性肺弹性减退等因素也可引起肺气肿的发生，但较少见。

4. 健康指导

（1）戒烟：吸烟是肺气肿的主要原因，由于长期吸入香烟的烟雾，肺部的肺泡逐渐被破坏。40 岁以上的男性常发生肺气肿也与吸烟有关。许多男性患有肺气肿是因为他们中的许多人有吸烟习惯。肺气肿也是由一段时间的吸烟引起的。例如，20 多岁开始吸烟的人在 40 ~ 50 多岁时会发展为肺气肿。

（2）避免反复肺部感染：支气管哮喘、过敏性鼻炎等会导致肺部反复感染，持续反复的肺部感染最终引起支气管炎，导致肺组织出现肺气肿等病理改变。定期佩戴口罩预防感冒。此外，预防传染病避免肺部感染的发生也很重要。例如在流感流行季节接种疫苗。

（3）避免环境污染：反复接触职业粉尘、化学品、空气污染等会导致肺部感染，最终出现肺气肿改变。

（4）肺康复：在症状不明显时，通过呼吸训练、运动治疗、营养治疗也有效。呼吸训练可教您如何舒适地呼吸。营养疗法通过提供饮食内容和进餐次数的指导来预防营养不良。适当的运动，建议每天进行有氧运动，如散步。

（5）药物治疗：肺气肿症状影响正常生活时，需要进行药物治疗。通常通过吸入抗胆碱能药物和 β2- 激动剂进行药物治疗。如果病情严重或患者患有哮喘，可以使用吸入性皮质类固醇进行治疗。所有的药物治疗，均需要临床医生进行指导。

六、肺大疱

肺大疱是由病菌感染肺部组织，导致肺部支气管出现炎症，造成收缩、气道收窄、管内气流受阻出现阻塞的情况，进而导致管腔内的压力增大，肺泡因压力升高而随之膨胀变大。肺泡壁受炎症侵害出现破碎情况，多个肺泡融合形成含气囊腔。但好在这是一种良性疾病，绝大部分患者都无明显症状出现，少部分感染严重的患者或是自身抵抗力薄弱者可能会出现胸闷、气短及呼吸不畅的症状。肺大疱有单发也有多发，继发于肺炎或肺结核者常为单发，继发于肺气肿者常为多发，且大疱常与呈气肿样改变的肺组织界限不清，合并明显肺大疱的肺气肿也称“大疱型肺气肿”。

1. 肺大疱多见于以下情况

多数的肺大疱继发于肺部基础疾病，特别是小气道病变。小气道的病变会由于水肿、管腔狭窄使得气道阻塞，使得进入肺泡内的气体不易排出，肺泡腔内压力升高。同时，炎症可损坏肺组织，肺泡壁及间隔逐渐因泡内压力升高而破裂，肺泡互相融合形成大的含气囊腔，形成肺大疱。此外部分肺大疱与先天性基因异常有关及某些疾病导致出现继发肺大疱。

2. 健康指导

（1）定期复查：较小的、数目少的单纯肺大疱可无任何症状，有时只是在胸片或 CT 检查时偶然被发现，无症状的肺大疱不需治疗，伴有慢性支气管炎或肺气肿的患者，主要治疗原发病变，继发感染时应用抗生素，疱体积占据一侧胸腔的 70% 以上时会出现呼吸窘迫、感染、出血等症状，为手术适应证。

（2）停止吸烟：吸烟是导致肺大疱的主要危险因素之一，因此，如果您是吸烟者，应该尽快戒烟。如果您无法戒烟，至少应避免吸二手烟。

（3）健康饮食：饮食对于肺大疱的预防和治疗非常重要。建议选择低脂、高纤维、富含维生素和矿物质的食物，如水果、蔬菜、全谷类食品、鱼类等。

（4）适度运动：适度的运动可以增强肺部功能和心脏健康，有助于预防和治疗肺大疱。建议进行有氧运动，如步行、慢跑、游泳等。

（5）定期检查：定期检查可以帮助监测肺大疱的发展情况，并及时采取措施。建议定期进行肺功能测试和胸部 X 线检查。

（6）避免气体污染：气体污染会加重肺部疾病的症状。建议避免在污染严重的环境中待太久，如厂房、高速公路、工地等。

（7）避免情绪波动：情绪波动可能会引起呼吸急促、胸闷等，加重肺大疱的症状。建议保持良好的心态和情绪，避免过度紧张和焦虑。

七、胸膜斑

胸膜斑是指胸膜出现边界清楚的局部胸膜增厚，表现为局部的胸膜均匀或者结节状突起，常伴随钙化。胸膜斑厚度不一，可能是由于环境因素、胸膜炎、肺炎、肺结核、胸腔积液等原因引起的。

1. 胸膜斑多见于以下情况：

（1）环境因素：如果长期生活在空气污染严重的环境中，可能会导致胸膜部位受到炎症刺激，从而出现局部增生的情况，在进行影像学检查时，会出现胸膜斑的现象。建议患者外出时佩戴口罩，避免长期处于空气污染严重的环境中。

（2）胸膜炎：发生在胸膜腔内的炎症，可能与感染、自身免疫性疾病等因素有关，患者可能会出现胸痛、胸闷等症状，在进行影像学检查时，可能会出现胸膜斑的情况。

（3）肺炎：是指发生在肺泡、远端气道和肺间质的感染性炎症，患者可能会出现发热、咳嗽等症状，严重时可能会导致胸膜受到炎症刺激，从而出现胸膜斑的情况。

（4）肺结核：是由结核分枝杆菌感染引起的，患者一般会出现咳嗽、咳痰、咯血等症状，如果没有及时治疗，可能会导致胸膜部位出现炎症反应，在进行影像学检查时，会出现胸膜斑的情况。

（5）胸腔积液：是指胸膜腔内液体积聚过多，可能与心血管疾病、肺部疾病等因素有关，患者可能会出现胸痛、呼吸困难等症状，在进行影像学检查时，可能会出现胸膜斑的情况。

2. 健康指导

（1）病因治疗：对于相关疾病继发出现的胸膜病变，主要针对原发病进行积极有效的治疗，避免胸膜斑块的形成。

（2）若患者体检发现胸膜斑，建议及时前往正规医院就诊，在医生的指导下明确诊断，并选择合适的治疗方式，遵医嘱规范治疗。

（3）戒烟，避免劳累，增强体质，避免反复肺部感染。由于胸膜斑有部分与长期接触石棉等因素有关，因此避免职业暴露可防止胸膜斑的形成。

（4）由于间皮瘤在胸部 CT 上也会表现为胸膜斑，因此定期复查胸部 CT 是必要的。